居家老年人护理技术

—— 主编／李燕萍　刘善丽 ——

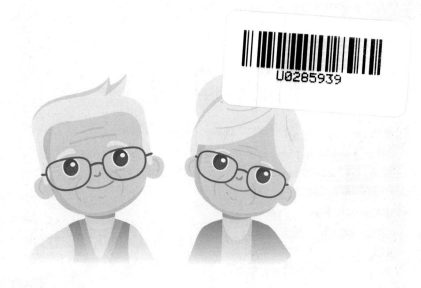

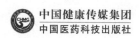

中国健康传媒集团
中国医药科技出版社

内 容 提 要

本书针对居家老年人常见疾病的护理问题、居家场景中常用的护理技术、常见的安全问题等，全面系统地介绍了老年人身体各系统的老化改变、老年人健康评估、居家养老的环境要求、居家老年人的心理保健、居家老年人常用护理技术、居家老年人常见慢性病护理、居家老年人急救技术、居家老年人的用药指导、居家老年人的中医养生指导九大方面内容。旨在通过简单通俗的语言，深入浅出地讲解老年人的身心变化特点，及由此产生的身心问题，使读者知晓老年人基本保健知识及相关照护技巧。

本书内容丰富，科学实用，可供居家老年人及其照护者阅读，也可供相关专业人员作为参考书籍使用。

图书在版编目（CIP）数据

居家老年人护理技术 / 李燕萍，刘善丽主编 . — 北京：中国医药科技出版社，2023.2

ISBN 978-7-5214-3482-8

Ⅰ . ①居… Ⅱ . ①李… ②刘… Ⅲ . ①老年医学—护理学 ②老年保健学 Ⅳ . ① R473.59 ② R161.7

中国版本图书馆 CIP 数据核字（2022）第 204249 号

美术编辑 陈君杞
版式设计 也 在

出版 **中国健康传媒集团** ｜ 中国医药科技出版社
地址 北京市海淀区文慧园北路甲 22 号
邮编 100082
电话 发行：010-62227427 邮购：010-62236938
网址 www.cmstp.com
规格 710×1000mm $^1/_{16}$
印张 16 $^1/_4$
字数 270 千字
版次 2023 年 2 月第 1 版
印次 2023 年 2 月第 1 次印刷
印刷 三河市万龙印装有限公司
经销 全国各地新华书店
书号 ISBN 978-7-5214-3482-8
定价 **58.00 元**

获取新书信息、投稿、为图书纠错，请扫码联系我们。

编委会

主　编　李燕萍　刘善丽

副主编　祁俊菊　李燕燕　车小雯
　　　　　廖世英　曹红丹

编　者（以姓氏笔画为序）

车小雯（重庆医药高等专科学校）

史淑慧（重庆四联优侍科技养老集团）

兰　丁（重庆医药高等专科学校）

刘　俊（重庆市沙坪坝区陈家桥医院）

刘善丽（重庆医药高等专科学校）

祁俊菊（重庆医药高等专科学校）

李　科（重庆医药高等专科学校）

李燕燕（重庆医药高等专科学校）

李燕萍（重庆医药高等专科学校）

吴　玲（重庆医药高等专科学校）

余　凤（重庆市沙坪坝区陈家桥医院）

赵菁菁（重庆医药高等专科学校）

梁　滢（重庆医药高等专科学校）

曹红丹（重庆医药高等专科学校）

廖世英（重庆医药高等专科学校）

前　言

随着我国人口老龄化程度地不断加深，老年人对健康服务的重视程度及需求越来越高。根据《"健康中国2030"规划纲要》战略指导，为适应老龄化社会需求，科普老年健康知识不仅是对医学知识的宣教，更是一种自我照护理念的更新，也是朝着全面健康的方向前进、实现健康中国的重要举措。

本科普书籍是满足居家老年人及其照护人员使用的学习书籍，以帮助其了解老年人的身心变化特点，掌握一定的健康评估知识，使老年人具有一定的自我评估、自我护理、自我保健、自我急救的基本知识，同时学会情绪调节，以保持心理健康，提高生活质量。本书的编写力图运用通俗易懂的语言，以图文并茂的形式，分别从老年人身体各系统的老化改变、老年人健康评估、居家养老的环境要求、居家老年人的心理保健、居家老年人常用护理技术、居家老年人常见慢性病护理、居家老年人急救技术、居家老年人的用药指导、居家老年人的中医养生指导九大方面对老年人居家养老护理进行全面系统的介绍，详细讲解老人居家养老过程中容易出现的一些疾病和问题，向读者提供基本保健知识及相关照护技巧，力求内容丰富，科学实用。

本书也可以作为中高职院校智慧健康养老服务与管理、老年健康服务与管理、护理专业教学中的参考教材，养老护理员培训的参考用书，指导相关专业人员按照科学的方法，从老年人的身心变化入手，更多地了解老年人的身心特点，从而采取科学有效的护理措施，减少老年人生活中的不利因素，增加科学照护的技术，以促进老年人保持积极健康的生活状态。

本书为校企合作成果，得到了行业企业专家的大力支持与帮助，在此致以真挚的谢意！由于编者水平有限，书中难免存在疏漏，恳请各位读者提出建议，给予批评指正。

编　者

2022年7月

目 录

1 第一章
老年人身体各系统的老化改变

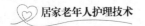

53 第四章
居家老年人的心理保健

69 第五章
居家老年人常用护理技术

98 第六章
居家老年人常见慢性病护理

188 第七章
居家老年人的用药指导

200 第八章
居家老年人急救技术

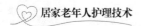
222

第九章
居家老年人的中医养生指导

第一章 | 老年人身体各系统的老化改变

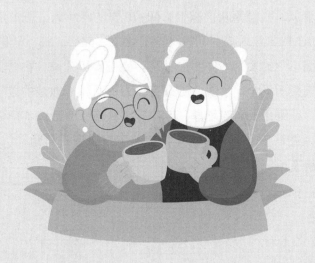

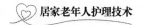

一、老年人的生理特点

随着年龄的增长，人的身体形态和生理功能逐渐出现衰老变化，这是人体对内外环境适应能力减退的表现，也是个体必然要经历的过程。了解这些变化，对于维护和促进老年人的健康非常重要。世界卫生组织（WHO）对于老年人的界定有两个标准：在发达国家，65 岁以上为老年人；而在发展中国家，60 岁以上为老年人。

（一）老年人心血管系统的变化

1 心脏的变化

老年人心肌功能和心脏传导能力都发生了很大的变化。如心肌僵硬度增加，心舒缩功能减退，60~70 岁的老年人心脏血液输出量比 20~30 岁的青年人减少 30%~40%，容易引起心、脑、肾灌流不足，缺血性脑卒中的发病率亦明显升高。心脏瓣膜变硬，容易发生瓣膜口狭窄或关闭不全，出现心脏杂音。为心肌供应血液的冠状动脉发生萎缩、纤维化及内膜增厚，致使管腔狭窄，可造成不同程度的心肌缺氧，进一步削弱了心功能，容易出现房室传导阻滞、冠心病、心律失常等。

2 血管的变化

老年人血管弹性减退，调节血压的能力随之降低，经常发生直立性低血压。此外，老年人还容易出现高血压、动脉粥样硬化、脑血管疾病、静脉曲张、毛细血管破裂出血等。

（二）老年人呼吸系统的变化

1 上呼吸道的变化

老年人鼻黏膜的加温和加湿功能逐渐下降，容易发生鼻出血。当吸入冷空气时，更容易出现过敏或感冒。鼻、咽、喉部防御功能不断降低，容易发生呼吸道感染。老年人咽喉部肌肉功能逐渐下降，在吃一些流质食物或者喝水的时候容易发生呛咳，甚至窒息。此外，和年轻人相比，老年人发音的清晰度和洪亮程度都有所减退，讲话也变得迟缓。

2 下呼吸道的变化

随着年龄的增长，气管、支气管的防御功能不断降低，纤毛运动减弱，防御功能减退，细菌容易停留并繁殖，进而发生呼吸道感染。肺变小变轻，弹性减弱，容易发生老年性肺气肿等呼吸系统疾病。正常成年人的胸廓一般是扁圆形的，而老年人的胸廓却是桶状形，还很僵硬，甚至会出现驼背的现象。因此，老年人容易出现胸闷气短、咳嗽无力、痰液不容易咳出等现象，一旦发生呼吸系统疾病，很容易发生病情恶化进而引起呼吸功能衰竭。

（三）老年人消化系统的变化

1 口腔的变化

老年人常有牙龈萎缩，牙齿老化，容易松动甚至脱落，导致老年人咀嚼能力大大下降，所以，一些难以咀嚼的食物就不适合老人食用。人在咀嚼时，会分泌大量的唾液，而老年人唾液分泌量逐渐减少，再加上牙齿的部分或者全部缺失，舌头的运动能力也减弱，不能在咀嚼时很好地搅拌食物，这些都影响了对食物的初步消化，同时也不利于口腔的自洁，容易发生感染。另外，牙齿经过数十年的咀嚼，咬合面的牙釉质和牙本质逐渐磨损，牙根部的神经末梢暴露，导致他们对冷、热、酸、甜等刺激较为敏感，所以，吃东西时牙齿会出现酸痛的不适感。

2 食管的变化

由于食管功能退化，使食物在食管内向胃蠕动的速度减慢，因此，老年人往往会出现不同程度的吞咽困难、食物反流，甚至反流性食管炎等。

3 胃的变化

老年人胃的消化功能逐渐降低，影响了人体对蛋白质、维生素、钙、铁等营养物质的消化吸收。据统计，60岁以上的老年人约有1/3发生胃酸偏低或胃酸缺乏，胃酸分泌的减少导致对细菌的杀灭作用减弱。随着年龄的增长，食物在胃内排空的速度也逐渐减慢。所以，老年人容易发生营养不良、缺铁性贫血、慢性胃炎、消化不良等疾病。

4 肠道的变化

小肠是我们机体消化吸收食物的主要场所，随着年龄的增长，小肠的吸收面积减少，帮助消化食物的消化液分泌量显著减少，使得小肠的吸收功能明显减弱，容易出现营养失调。另外，大肠和小肠的蠕动功能也逐渐减弱，这是老年人容易发生便秘的主要原因。

5 其他变化

老年人的肝脏缩小，代谢解毒的能力降低，容易出现药物中毒，所以，在服药时剂量要比成年人减少，还要格外关注药物不良反应的发生。

老年人胆汁分泌减少，并且黏稠度增加，因此，胆结石发病率明显升高。

此外，胰腺分泌胰岛素的生物活性也下降，导致老年人患糖尿病的风险大大增加。

（四）老年人运动系统的变化

1 骨骼的变化

随着年龄增大，老人会逐渐出现身材变矮小、驼背、骨骼变形等。骨骼的韧性降低，脆性增加，骨质疏松症发生率很高，所以，老人跌倒后很容易发生骨折，骨折后愈合的能力也比年轻人弱很多。

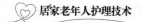

2 关节的变化

进入老年期，关节逐渐变得僵硬，导致关节活动能力降低。

3 肌肉的变化

进入老年期，肌肉力量也逐渐下降，使得老人行走能力下降，平衡功能也减退，跌倒的风险增高。

（五）老年人泌尿生殖系统的变化

1 肾脏的变化

随着年龄的增加，肾功能逐渐减退，对药物的排泄能力和速度减慢，因此，老年人容易发生药物的蓄积性中毒。此外，肾脏对尿量的调节能力也变差，加上膀胱容量减少，老年人常会出现夜尿增多、尿失禁、尿频等。

2 输尿管的变化

输尿管把尿液输送到膀胱的速度下降，并且尿液容易反流，引起肾盂肾炎。

3 膀胱的变化

　　进入老年期，膀胱的容量减少，容易导致尿频、夜尿增多等。另外，膀胱抵抗细菌的能力下降，故老年人泌尿系统感染的发生率有所增加。

4 尿道的变化

　　老年男性容易因前列腺增生而发生排尿困难，严重者会出现尿潴留；老年女性常会憋不住尿，咳嗽、打喷嚏时还会有尿液流出。

（六）老年人神经系统的变化

　　神经系统的退行性变化是全身各系统中发生最早、最灵敏且最复杂的。随着年龄的增加，老年人的神经细胞逐渐萎缩退化、数量减少，脑重量减轻、体积缩小。从 40 岁开始，脑的重量就逐渐减轻，60 岁以后变化较为明显，约减少 10%。因此，老年人往往出现思维活动减慢，记忆力减退，反应迟缓，动作协调性差，甚至有性格行为的改变。其中，近期记忆减退非常明显，他们常常会忘记最近发生的事。年龄越大，患老年痴呆的风险也越大。另外，老年人的睡眠特点也和年轻人有很大的不同，随着年龄的增长，他们的睡眠时间逐渐减少，而且非常容易被吵醒。

（七）老年人感官系统的变化

1 皮肤的变化

　　老年人的皮肤会变得干燥、粗糙、并伴有瘙痒。随着年龄的增加，皮肤逐渐变得松弛，逐渐出现皱纹和老年色素斑。皮肤对外界的感觉功能渐渐减退，抵抗力也变差，因此，老年人容易发生烫伤、冻伤、压疮等。

2 视觉的变化

随着年龄的增长，老年人视力明显下降。40 岁以后，看近物能力逐渐下降，出现远视，也就是我们熟知的老花眼。进入老年期，老年性白内障的发病率也较高。另外，老年人对颜色的辨别能力逐渐降低，对物体的形状、

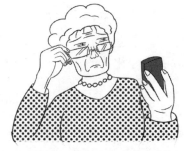

图 1–1　老年人视力的变化

大小、深度以及运动物体的感知也逐渐衰退。比如，当老年人想要将手中的书放回书架上时，可能会在到达正确位置之前就误认为已经可以放手了，这样会导致误将书本掉落。此外，这种视觉的退行性变化个体差异很大（图 1–1）。

3 听觉的变化

与视觉相比，老年人的听觉衰退得更加明显。随着年龄增大，老年人听力逐渐丧失，严重者会出现老年性耳聋。85 岁以上老年人中有 60% 的人存在听力问题，将近 17% 的人听力完全丧失。在和老年人沟通交流的过程中，我们往往需要提高音量，但音量过高常常又会使老年人感到刺耳不适，于是容易出现沟通障碍的问题。因此，与老年人交流的过程中，我们最好要减慢速度，面对面进行，让他们能借助口型来帮助理解。

4 味觉的变化

随着年龄的增长，老年人的味觉逐渐衰退。主要表现为对酸、甜、咸、苦等味道的敏感性降低，味觉的多样性也随年龄的增长而减退。比如对于同样的食物，年轻人能品尝出多种味道，而老年人往往只能品尝出其中几种，同样口味的饭菜，年轻人觉得咸淡合适，老年人却会觉得食之无味，不是他们变得挑剔，而是味觉出现了下降。

5 嗅觉的变化

老年人的嗅觉也逐渐减退，对不同气味的分辨能力明显下降。一般情况下，老年人只能保存青年时期正常嗅觉的 22% 左右。这使得老年人对一些有害气体的敏感度降低，进而导致老人对环境中危险因素的判断能力下降。

（八）老年人内分泌系统的变化

1 垂体的变化

随着年龄的增加，垂体的重量逐渐减轻，血液供给明显减少，功能也大打折扣。因此，老年人容易出现肌肉萎缩、脂肪增多、蛋白质合成减少以及骨质疏松、夜尿增多等现象。

2 下丘脑的变化

随着年龄的增加，下丘脑的重量逐渐减轻，血液供给减少，中枢调控也出现失常，导致老年人抗氧化能力和免疫功能等出现衰退。

3 甲状腺的变化

老年人甲状腺的重量和体积随年龄的增加而逐渐减小，甲状腺激素的生成随之减少，导致老年人基础代谢率逐渐降低，体温调节功能也会出现异常。

4 肾上腺的变化

老年人肾上腺的功能随增龄逐渐减退，他们对突发事件的应激能力也随之降低。此外，肾上腺分泌的肾上腺素和去甲肾上腺素等含量均增加，导致血压增高，因此，老年人高血压的患病率增高。

5 性腺的变化

人们进入老年期后，性腺发生萎缩，性功能以及生殖功能都逐渐减退。老年男性性腺功能的改变存在较大的个体差异，生精能力会逐渐减退；老年女性出现卵巢萎缩，局部防御功能也逐渐下降，容易患阴道炎等疾病。此外，性腺的萎缩还会引起骨质疏松、更年期综合征等。

二、老年人的心理特点

进入老年期后，人体组织器官发生老化，生理功能日渐减退，老年人的适应能力、社交能力和生活能力等都受到了很大的影响，再加上离退休、丧偶、再婚、经济窘迫、家庭不和等生活事件的发生，导致老年人产生了复杂的心理变化。老年人的心理变化主要表现感知觉、记忆力、智力、思维、情感、人格等的变化。

（一）老年人的感知觉变化

1 感觉的变化

感觉包括视觉、听觉、味觉、嗅觉、皮肤觉、平衡觉等。老年人的感觉器官随年龄增长发生了退行性改变，会导致他们的感觉功能和年轻人有很大的不同，比如视力下降，听觉、味觉和嗅觉减退，皮肤对温度觉、疼痛觉反应迟钝等。

2 知觉的变化

由于人对周围事物的知觉是在过去经验的基础上进行的，因此，老年人知觉的正确性一般仍较高，很多老年人比年轻人表现出了更多的智慧，对人生问题也有着特殊的洞察力和深刻的见解。但随着年龄增加，老年人常发生定向力障碍，影响其对时间、地点、人物的辨别，可表现为记不清楚当前的日期、季节，不清楚所在的地方，在熟悉的街道迷路，单独出门甚至走失，不认识曾经熟悉的人等。

（二）老年人的记忆变化

记忆是指人脑对过去经历过的事物的反映，包括识记、保持、再认和重现（或回忆）。老年人随着年龄增加，记忆功能变化的总趋势是逐渐下降的。

1 老年人初级记忆保持得较好，而次级记忆减退比较明显

初级记忆是指对刚听过或看过、当时还在脑子里留有印象的事物的记忆，次级记忆是指对已听过或看过一段时间的事物的记忆，所以，在和老年人进行日常照护时要时刻提醒、经常解释沟通，以保持其记忆。

2 机械记忆较差，逻辑记忆较好

机械记忆是指对识记材料没有理解的情况下，依靠事物的外部联系、先后顺序机械重复地进行识记。逻辑记忆以概念、公式、理论、推理等为内容的记忆，是人类所特有的，具有高度理解性、逻辑性的记忆。因此，给老年人进行健康教育或沟通时，尽量将沟通内容按照一定的理解和逻辑进行归类，以帮助老年人更好的记忆。

3 原始记忆良好，近事记忆衰退

表现在对往事回忆准确生动，比如对于很久以前发生的事情总是记忆犹新，说起来滔滔不绝，绘声绘色；而对近期发生的事件常常遗忘，丢三落四（图1-2）。

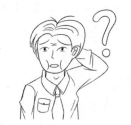

图1-2 老年人记忆力的变化

4 老年人再认能力的保持比回忆能力好

如久未见面的朋友意外相遇时，非常熟悉对方的面貌，但却记不起对方的姓名。

（三）老年人的智力变化

智力是个人学习和保持知识、进行判断推理以应付新环境的能力。智力分为两类，即液态智力和晶态智力。液态智力指获得新观念、学习新事物的能力，主要与人神经系统的生理结构和功能有关，如近事记忆力及注意力等。液态智力随年龄的增长衰退较早，老年人下降更为明显。晶态智力主要与后天的知识、文化及经验的积累有关，如词汇、理解力和常识等。成年人晶态智力并不随年龄增长而逐渐减退，随着后天的学习、经验的积累，有的甚至有所提高。所以，坚持用脑有利于保持较高的智力水平。

（四）老年人的思维变化

思维是人的中枢神经系统在对感知觉的信息进行分析、综合、抽象、概括以后，对客观事物所进行的间接、概括的反映过程。

思维衰退会对老年人的表达能力产生很大影响，如对语言的理解力减弱、讲话的速度逐渐减慢，常词不达意，与他人沟通交流时会受到影响。还常表现在对概念、逻辑推理和问题解决方面的能力减退，尤其是思维的敏捷度、流畅性、灵活性、独特性等比中青年时期要差。但思维的广阔性、深刻性等，往往比青少年强，这与他们丰富的人生阅历有关。

老年人的思维能力一般衰退较晚，特别是与自己熟悉的专业相关的思维能力在年老时仍能保持。比如，白发苍苍的医生看起病来毫不含糊，年过七十的老教授在讲台上依然滔滔不绝。另外，老年人的思维能力存在着明显的个体差异，有的老年人思维明显衰退，而有的老年人却仍然具有比较高的思维水平。

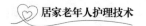

（五）老年人的情绪变化

老年人的情绪常不稳定，变得容易动感情，并且容易被人同化以至伤心落泪，遇到困难或挫折时不易镇静，常会产生莫名其妙的焦虑、恐惧感。有些老年人，情感会变得像孩童一样反复无常，甚至近乎幼稚，因此，通常对老年人有"老小孩"之称。

（六）老年人的人格变化

老年人的人格总体上是稳定连续的，在进入老年期的过程中，老年人常表现为退缩、孤独、内向和情绪波动。虽然人格在不同人之间有明显的区别，但一般情况下，老年人的人格变化有以下共同特点。

1 以自我为中心

由于跟外界接触减少，对他人的关注及兴趣降低，相对过于关注自己的事。

2 适应能力下降

在家庭或社会发生重大变化时，老年人由于适应能力减退，不容易承受重大生活事件的打击。

3 缺乏灵活性

待人处事常表现为刻板、固执，缺乏应变能力，不能很快地想出变通的办法，对新事物的接受能力降低。

4 猜疑与自卑心理

　　一些老年人由于退休，认为自己其他事情也不干了，对社会没有贡献了，如果过去的老同事、老朋友见面没有主动打招呼，他们就会认为别人看不起自己，不再尊重自己，从而产生自卑心理。

5 办事谨小慎微

　　老年人处理事物常看重是否正确、准确，不重视速度，思前想后、左思右想的反复推敲，显得保守。

温馨提示

中国健康老年人标准（2013）

　　1. 重要脏器的增龄性改变未导致功能异常；无重大疾病；相关高危因素控制在与其年龄相适应的达标范围内；具有一定的抗病能力。

　　2. 认知功能基本正常；能适应环境；处事乐观积极；自我满意或自我评价好。

　　3. 能恰当处理家庭和社会人际关系；积极参与家庭和社会活动。

　　4. 日常生活活动正常，生活自理或基本自理。

　　5. 营养状况良好，体重适中，保持良好生活方式。

（李　科）

第二章 | 居家老年人的健康评估

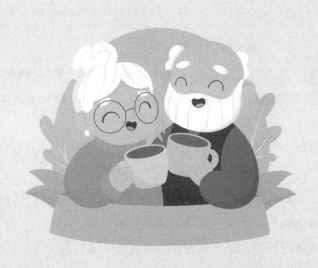

随年龄增长，老年人会发生身心两方面的生理改变和病理改变。生理改变是指随着年龄的增长，机体必然发生的分子、细胞、器官和全身各系统的退行性改变，这些变化是正常的。病理改变是指由于生物的、物理的或化学的因素所导致的老年性疾病引起的变化，这些变化是异常的。在多数老年人身上，这两种变化过程往往同时存在、相互影响，有时不能严格区分。这就需要认真实施健康评估，确定与年龄相关的正常改变，区分正常老化和现存、潜在的健康问题，以便采取适宜的措施予以干预。

（一）老年人健康评估内容

随着医学模式从传统的、单纯的生物医学模式，向生物 – 心理 – 社会医学模式的转化，健康的概念也发生变化。世界卫生组织将健康定义为：健康不仅是指没有疾病和身体缺陷，还要有完整的生理、心理状况和良好的社会适应能力。因此，老年人健康评估的内容主要包括躯体健康、心理健康、社会功能以及综合反映这三方面功能的生活质量评估。

（二）老年人健康评估的注意事项

1 老年人健康评估环境需要做哪些准备？

老年人的感觉功能降低，血流缓慢，代谢率及体温调节功能降低，容易受凉感冒，所以躯体评估时应注意调节室内温度，以22~24℃为宜，老年人视力和听力下降，评估时环境应尽可能安静，注意保护老年人的隐私。

2 老年人健康评估如何安排时间？

老年人由于感官的退化，反应较慢，行动迟缓，思维能力下降，因此评估所需时间较长，加之老年人往往有多种慢性疾病，很容易

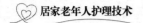

感到疲劳，护理人员应根据老年人的具体情况分次进行健康评估，让其有充足的时间回忆过去发生的事件。这样既可以避免老年人疲惫，又能获得详尽的健康资料。

3 老年人健康评估如何选择适宜的方法?

对老年人进行躯体评估时，应根据评估的要求，选择合适的体位，重点检查易发生皮损的部位，检查口腔和耳部时，要取下义齿和助听器，有些老年人部分触觉消失，需要较强的刺激才能引出，在进行感知觉检查，特别是痛觉和温觉检查时，注意不要损伤老年人的身体。

4 老年人健康评估怎样运用正确的沟通技巧?

老年人听觉、视觉逐渐衰退，交谈时会产生不同程度的沟通障碍，护理人员应尊重老年人，采用关心、体贴的语气提出问题，使语速减慢、语音清晰，选用通俗易懂的语言，适时注意停顿和重复。适当运用耐心倾听、触摸、拉近空间距离等技巧，注意观察非语言性信息，增进与老年人的情感交流，以便收集到完整而准确的资料。有认知功能障碍的老年人收集资料时，询问要简洁得体，必要时可由其家属或照顾者协助提供资料。

（三）老年人躯体健康的评估

老年人躯体健康评估的内容主要包括基本资料、健康史、体格检查、功能状态的评估、辅助检查五个方面。基本资料包括姓名、性别、年龄、民族、出生地、文化程度和婚姻状况等个人基本信息，还应包括经济情况、居住情况、主要照顾者等社会信息。健康史主要是评估老年人的现病史和过去疾病史，仔细询问老年人目前健康状况，曾患过何种疾病，治疗及恢复情况，了解老年人有无手术史、外伤史、食物及药物过敏史以及参与日常生活活动和社会活动的能力；有无急、慢性疾病及其对日常活动、心理状况和社会活动的影响等。

1 老年人全身体检包括哪些方面？

（1）生命体征　老年人基础体温较青年人低，70岁以上老年人感染常无明显的发热表现，如果午后体温比清晨高1℃以上，应视为发热。测脉搏时间不少于30秒。老年人呼吸＞25次/分，可能是某些疾病的信号。检查血压时要测量侧卧位和直立位血压，如直立时任何一次收缩压比卧位降低≥20mmHg，或者舒张压降低≥10mmHg，称为直立性低血压。

（2）营养状态评估　主要评估老年人每日活动、饮食状况及有无饮食限制。测量身高、体重，正常人从50岁起身高可逐渐缩短，男性平均缩短2.9cm，女性平均缩短4.9cm。一般情况下，老年人体重随年龄增长而增加，65~70岁达高峰，而80~90岁老年人的体重明显减轻。

（3）意识状态评估　老年人的意识状态对颅内病变及其代谢性疾病的诊断有所帮助，评估老年人的记忆力和定向力，有助于某些神经系统疾病的早期诊断。

（4）体位、步态　有些疾病常可使老年人的体位和步态发生改变。如心、肺功能不全的老年人可出现强迫卧位，帕金森病老年人出现慌张步态、小脑病变老年人出现醉酒步态等。

（5）皮肤检查　老年人皮肤薄、无光泽、干燥、缺乏弹性，常伴有皮损，如老年斑等。老年人的皮肤感觉迟钝，主要表现为痛、温、触觉减弱。对长期卧床或久坐轮椅而不能活动的老年人应注意观察有无压疮发生。老年人皮肤温度和表浅静脉的充盈度有助于血容量的判断，如手短暂下垂4~5秒手背静脉即可充盈并手足温暖，表示循环血量充足；而手下垂超过4~5秒静脉却不充盈并四肢发冷，表示循环血量不足。

（6）头面部检查　老年人头发稀少、变白，并有脱发；眼睛呈凹陷状，眼睑下垂，瞳孔缩小、反应变慢；由于泪腺分泌减少，出现眼干；角膜外可出现老年环。老年人晶状体柔韧性变差，睫状肌肌力减弱，迅速调节远近视力的功能下降，出现老视眼。因瞳孔缩小、视网膜视紫质的再生能力减退，而使区分色、适应暗室或强光的能力降低；老年人由于中耳听骨退行性变、内耳听觉感受器退变、细胞数目减少、耳蜗动脉血液供应减少等原因出现老年性耳聋，甚至听力丧失。老年人对高音的听力损失比对低音的听力损失早，且呈进行性变化，常伴有耳鸣；嗅觉减退；口腔黏膜呈苍白色；味蕾萎缩，数量减少，功能退化，味觉减退；牙齿松动或缺失，常戴有义齿。

（7）胸部检查 随着年龄的增长女性乳房下垂或变平坦，乳腺组织减少，如发现乳头溢液或肿块，要高度疑为乳腺癌。40~60 岁的女性常发生乳腺癌，应每年检查 1 次。由于生理无效腔增多，老年人肺部叩诊常呈过清音，胸腔前后径增大，胸廓横径缩小呈桶状胸；老年人胸廓弹性降低，扩张受限，肺部听诊音会减弱。老年人因脊柱后凸或侧弯导致心脏下移，听诊心音减弱，静息时心率变慢，检查重点是确定有无心脏杂音、心肌肥厚及心界是否扩大。

（8）腹部检查 老年人皮下脂肪堆积，使得腹部隆起，但由于腹肌松弛，易于触诊。由于肺扩张、膈肌下移，致肋缘下易于触及肝脏。肠蠕动减慢，肠鸣音减少，大便干结，易发生便秘。

（9）泌尿生殖系统检查 老年人因激素水平下降，老年女性表现为外阴逐渐萎缩，阴道自洁作用减弱，常出现外阴瘙痒及老年性阴道炎。老年男性易出现前列腺增生，引起排尿阻力增大，出现排尿困难。随着年龄的增长，膀胱容量减少，较难触到膀胱。

（10）骨骼肌肉检查 肌张力下降，肌肉萎缩。骨骼中骨质流失，易导致骨质疏松症、骨质增生及骨折的发生。椎间盘退行性变使得脊柱后凸变短变弯，出现头部前倾和驼背。关节发生退行性变，关节疼痛，关节腔狭窄，活动受限。

（11）神经系统检查 由于运动神经和感觉神经对神经冲动的传导逐渐减慢，因此，老年人反应变慢，感觉迟钝，运动协调能力下降，深、浅反射会有不同程度的减弱或消失，甚至出现病理反射。

2 老年人功能状态如何评估?

机体衰老和各种慢性疾病可导致老年人丧失某些功能,功能的完好状态很大程度上影响着老年人的生活质量,因此,评估老年人的功能状态有助于了解老年人的生活起居、判断功能有无缺失,并以此作为采取护理措施的依据,从而提高老年人独立生活的能力,达到提高生活质量的目的。功能状态的评估内容包括日常生活活动、功能性日常活动、高级日常生活活动等。

（1）日常生活活动能力　日常生活活动是老年人最基本的自理能力,指个体每日须执行的洗澡、穿在、如厕、行走、转位、大小便控制、进食等活动。正常人能独立完成,老年人或因病造成身体功能受限的人,需要依赖他人或辅助器方能完成,丧失这一层次功能的人即生活失去自理能力,常用的评估量表是日常生活活动能力（ADL）量表（表2-1）。ADL不仅是评估老年人功能状态的指标,也是评估老年人是否需要补偿服务或评估老年人死亡率的指标。

（2）功能性日常生活能力　功能性日常生活能力是指个体单独生活需要的一些基本能力,反映老年人社会适应能力,包括购物、处理金钱、打电话、备餐、服药、使用交通工具、旅游等内容。失去此层次功能的人,则不能进行正常的社会生活。

表 2-1　日常生活活动能力（ADL）评定量表

ADL 项目	自理（分）	稍依赖（分）	较大依赖（分）	完全依赖（分）
进食	10	5	0	0
洗澡	5	0	0	0
修饰	5	0	0	0
穿衣	10	5	0	0
控制大便	10	5	0	0
控制小便	10	5	0	0
上厕所	10	5	0	0

续表

ADL 项目	自理（分）	稍依赖（分）	较大依赖（分）	完全依赖（分）
床椅转移	15	10	5	0
行走	15	10	5	0
上下楼梯	10	5	0	0

该表评分标准总分为 100 分。100 分表示日常生活活动能力良好，不需要依赖他人。> 60 分评定为良，表示有轻度功能障碍，但日常基本生活基本自理。60~41 分表示有中度功能障碍，日常生活需要一定的帮助。40~21 分表示有重度功能障碍，日常生活明显需要依赖他人。< 20 分为完全残疾，日常生活完全依赖他人。

3 老年人的辅助检查包括哪些内容?

老年人辅助检查主要包括常规实验室检查、生化检查及功能检查。

（1）常规实验室检查 ①血常规：老年期比成年期低 10%，但仍在成年人的正常范围内。老年人的血小板计数不随年龄增长而变化。②尿常规：老年人尿蛋白及尿胆原与成年人相比无明显差别，但需要注意尿糖。老年人由于肾糖阈升高，会出现血糖升高，而尿糖却为阴性的现象。但也有少数老年人肾糖阈降低，使得在同样血糖水平时较年轻人更易出现尿糖，或老年糖尿病即使得到控制后仍可有尿糖。

（2）生化检查 ①血糖：空腹血糖随年龄增长而增加，葡萄糖耐量则随年龄增长而下降。多数老年糖尿病患者以餐后高血糖为主，而空腹血糖往往正常或在正常高限。故老年人体检测定血糖时，不仅要检测空腹血糖，还应检测餐后血糖。②血脂：老年人应常规进行血脂检查。血清总胆固醇和甘油三酯随年龄增长而增高，低密度脂蛋白随年龄增长而增高，高密度脂蛋白随年龄增长而降低。③电解质：老年人血清钾、钠、氯与成年人无差异，但男性血清钙随年龄增长逐渐下降，女性血清钙则逐渐升高，可能与白蛋白降低有关。

（3）功能检查 ①肝功能检查：老年人肝合成蛋白质的功能下降，虽血清总蛋白无异常，但白蛋白随年龄增长而有下降趋势，球蛋白随年龄增长而升高。②肾功能检查：肾功能随年龄增长而降低。老年人肾小球滤过率随年龄增长而降低，导致尿素氮、肌酐和尿酸发生改变。血清尿酸随年龄增长而稍升高或无变化。老年期血肌酐和尿素氮测定作为轻度至中度肾功能不全的指标，其灵敏度很低，这与老年人的肌萎缩和分解减少有关。③肺功能检查：随年龄增长，肺泡数目减少，弹性下降，导致肺不能有效扩张，使肺通气不足。老年人肺表面积减少，肺泡与血流气体交换的能力降低。目前认为，老年人血氧分压正常低值为 70mmHg，低于此值应视为异常。④内分泌功能检查：老年人甲状腺功能随年龄增长而有所下降，甲状腺素水平降低，基础代谢及 ^{131} I 吸收率减低。老年女性绝经后，雌激素水平下降，使老年女性骨质流失加速；50 岁以上男性睾丸原发性功能下降者常有血浆睾酮水平降低，促性腺激素水平升高，周围组织中雄激素转化为雌激素增加，性功能下降。

4 如何看待老年人实验室检查结果的异常？

老年人实验室检查结果的异常有 3 种可能：①由于疾病引起的异常改变。②正常的老年期变化。③受老年人服用的某些药物的影响。对每个临床疾病病例都应单独看待，医务人员应通过长期观察和反复检查，正确解读老年人的实验室检查数据，结合病情变化确认实验室检查的异常是生理性老化还是病理性改变，确保病情观察的准确性。

（四）老年人心理健康的评估

1 为什么要重视老年人的心理健康评估？

进入老年期，常会面临退休、社会地位降低、各种慢性疾病、身体功能受限、丧偶、亲朋好友去世、经济收入减少、空巢现象等生活事件，老年人必须努力来适应这些事件。常有一些特殊的心理活动，出现一些老年的个性心理特征。老年人的心理健康直接影响其躯体健康和社会功能状态，故掌握老年人的心理活动特点及影响因素，正确评估老年人的心理健康状况，对维护和促进老年人身心健康有着重要的作用。

2 从哪些方面对老年人进行心理健康评估?

老年人的心理健康评价主要从情绪与情感、认知能力、压力与应对等方面进行评价。情绪与情感直接反映人们的需求是否得到满足,是身心健康的重要标志。老年人的情绪纷繁复杂,焦虑和抑郁是最常见、也是最需要护理干预的情绪状态。

3 如何进行焦虑情绪的评估?

焦虑是个体感受到威胁时的一种不愉快的情绪体验,是人们对环境中一些即将面临的、可能会造成威胁的重大事件,或者预示要做出重大努力的情况进行适应时,心理上出现的一种紧张、不愉快的情绪。其表现为紧张、不安、急躁等。临床上常用量表来评估人的焦虑状态(表2-2)。

表 2-2 焦虑自评量表

评估内容	等级标准及评分			
	很少有	有时有	经常有	持续有
1. 我觉得比平常容易紧张和着急。	1	2	3	4
2. 我无缘无故感到害怕。	1	2	3	4
3. 我容易心理烦乱或觉得惊恐。	1	2	3	4
4. 我觉得我可能将要发疯。	1	2	3	4
*5. 我觉得一切都很好	4	3	2	1
6. 我手脚发抖打战。	1	2	3	4
7. 我因为头痛、头颈痛和背痛而苦恼。	1	2	3	4
8. 我感到容易衰弱和疲乏。	1	2	3	4
*9. 我觉得心平气和,并且容易安静坐着。	4	3	2	1
10. 我觉得心跳得很快。	1	2	3	4
11. 我因为一阵阵头晕而苦恼。	1	2	3	4

续表

评估内容	等级标准及评分			
	很少有	有时有	经常有	持续有
12. 我有晕倒发作或觉得要晕倒似的	1	2	3	4
*13. 我呼气、吸气都感到很容易	4	3	2	1
14. 我手足麻木和刺痛	1	2	3	4
15. 我因为胃痛和消化不良而苦恼	1	2	3	4
16. 我常常要小便	1	2	3	4
*17. 我的手脚常常是干燥温暖的	4	3	2	1
18. 我脸红发热	1	2	3	4
*19. 我容易入睡	4	3	2	1
20. 我做噩梦	1	2	3	4

本表适用于具有焦虑症状的患者，可评定焦虑症状的轻重。评定过去一周被评估者的实际感觉。

评分标准：很少有该症状（1分）；有时有（2分）；经常有（3分）；持续有（4分）。

带 * 的问题为反向评分题。反向评分为：4分、3分、2分、1分。

分数计算：标准分＝总得分（以上各项得分总和）×1.25，取整数。

解释结果：标准分的分界值为50分。轻度焦虑：50~59分；中度焦虑：60~69分；重度焦虑：69分以上。

4 如何评估老年人的抑郁状态?

抑郁是负面情感增强的表现，患者自觉情绪低沉，整日忧心忡忡，对自我才智能力估计过低，对周围困难估计过高。抑郁症患者常伴有思维迟缓、言语动作减少、失眠、悲观等表现。对老年人抑郁的评估可采用交谈法、观察法、量表法。老年抑郁量表的主要优点是评分方法非常简洁，适合老人使用（表2-3）。

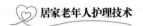

表 2-3 老年抑郁自评量表

项目	回答	
1. 你对生活基本满意吗？	是	否
2. 你是否已放弃许多活动与兴趣？	是	否
3. 你是有觉得生活空虚？	是	否
4. 你是否常感到厌倦？	是	否
5. 你觉得未来有希望吗？	是	否
6. 你是否常为脑子里一些想法摆脱不了而烦恼？	是	否
7. 你是否大部分时间精力充沛？	是	否
8. 你是否害怕有不幸的事落到你头上？	是	否
9. 你是大部分时间感到幸福？	是	否
10. 你是否常感到孤立无援？	是	否
11. 你是否经常坐立不安、心烦意乱？	是	否
12. 你是否希望待在家里而不愿去做些新鲜事？	是	否
13. 你是否常常担心将来？	是	否
14. 你是否觉得记忆力比以前差？	是	否
15. 你觉得现在活动惬意吗？	是	否
16. 你是否常感到心情沉重、郁闷？	是	否
17. 你是有觉得像现在这样活着毫无意义？	是	否
18 . 你是否总为过去的事忧愁？	是	否
19. 你觉得生活很令人兴奋吗？	是	否
20. 你开始一件新的工作很困难吗？	是	否
21. 你觉得生活充满活力吗？	是	否
22. 你是否觉得你的处境已毫无希望?	是	否
23. 你是否觉得大多数人比你强得多?	是	否
24. 你是否常为一些小事伤心？	是	否

项目	回答	
25. 你是否常觉得想哭?	是	否
26. 你集中精力有困难吗?	是	否
27. 你早晨起来很快活吗?	是	否
28. 你希望避开聚会吗?	是	否
29. 你作决定很容易吗?	是	否
30. 你的头脑像往常一样清晰吗?	是	否

评定方法：每个条目要求被测者回答"是"或"否"，其中第1、5、7、9、15、19、21、27、29、30条目反序计分（回答"否"表示抑郁存在）。每项表示抑郁的回答得1分。

结果判断：该表可用于筛查老年抑郁症，但其临界值仍然存在疑问。用于一般筛查目的时建议采用：总分0~10，正常；11~20，轻度抑郁；21~30，中重度抑郁。

5 如何评估老年人的认知情况?

老年人认知的评估包括感觉、知觉、记忆、思维、定向和语言几个方面。评估方法主要包括会谈、观察、评定量表等。现介绍较为常用的简易智力状态检查量表（MMSE）。

表 2-4　简易精神状态检查量表

评估内容		错误	正确	得分
I 定向力 （10分）	现在我要问您一些问题，多数都很简单，请您认真回答。			
	星期几	0	1	
	几号	0	1	
	几月	0	1	
	什么季节	0	1	

续表

评估内容			错误	正确	得分
I 定向力 （10分）	哪一年		0	1	
	省市		0	1	
	区县		0	1	
	街道或乡		0	1	
	什么地方		0	1	
	第几层楼		0	1	
II 记忆力 （3分）	现在我告诉您三种东西的名称，我说完后请您重复一遍。（回答出的词语正确即可，顺序不要求）				
	皮球		0	1	
	国旗		0	1	
	树木		0	1	
III 注意力和 计算力 （5分）	现在请您算一算，从100中减去7，然后从所得的数算下去，请您将每减一个7后的答案告诉我，直到我说"停"为止（依次减5次，减对几次给几分，如果前项减错，不影响后项评分）。				
	100–7		0	1	
	–7		0	1	
	–7		0	1	
	–7		0	1	
	–7		0	1	
IV 回忆能力 （3分）	现在请您说出刚才我让您记住的是哪三种东西？				
	皮球		0	1	
	国旗		0	1	
	树木		0	1	
V 语言能力 （9分）	命名能力	请问这是什么？			
		回答出"手表"	0	1	
		回答出"铅笔"	0	1	

续表

评估内容			错误	正确	得分
V 语言能力 （9分）	复述能力	请您跟我说如下一句话。			
		"大家齐心协力拉紧绳"	0	1	
	三步命令	我给您一张纸，请您按我说的去做。			
		右手拿起纸	0	1	
		将纸对折	0	1	
		将纸放在左腿上	0	1	
	阅读能力	请您念一念这句话，并按这句话的意思去做（如被评估者为文盲，该项评为0分）。			
		"请闭上您的眼睛"	0	1	
	书写能力	请您写一个完整的句子，句子要有主语、谓语，能表达一定的意思。（如被评估者为文盲，该项评为0分）			
			0	1	
	结构能力	请您照着这个样子把它画下来。			
			0	1	

认知功能缺陷的判断界值为文盲组（未受教育）≤17分，小学组（或受教育年限≤6年）≤20分，中学及以上学历组（或受教育年限＞6年）≤24分。

6 如何评估老年人的压力?

随着年龄的增长，老年人需要面对退休、工作和地位的失落、丧偶、亲朋好友去世、身体功能受限、慢性疾病的折磨等多重压力，如果应对不当，将给老年人的身心健康造成危害。常用的测量压力源的评估工具为生活事件量表（表2-5）。生活事件量表可指导正常人了解自己的生活压力，以维护身心健康，提高生活质量。该表时间范围通常是一年内发生的事件。

表 2-5　生活事件量表

1. 家庭中的有关问题	2. 工作学习中的问题 / 3. 社交及其他问题
（1）恋爱或订婚	（24）经济情况显著改善
（2）恋爱失败、破裂	（25）家庭成员重病或重伤
（3）结婚	（26）家庭成员死亡
（4）自己（爱人）怀孕	（27）本人重病或重伤
（5）自己（爱人）流产	（28）住房紧张
（6）家庭增加新成员	**2. 工作学习中的问题**
（7）与爱人、父母不和	（29）待业、无业
（8）夫妻感情不和	（30）开始就业
（9）夫妻分居（因不和）	（31）高考失败
（10）夫两面地分居（工作需要）	（32）扣发奖金或罚款
（11）性生活不满意或独身	（33）突出的个人成就
（12）配偶一方有外遇	（34）晋升、提级
（13）夫妻重归于好	（35）对现职工作不满意
（14）超指标生育	（36）工作学习中压力大（如成绩不好）
（15）本人（爱人）做绝育手术	（37）与上级关系紧张
（16）配偶死亡	（38）现同事、邻居不和
（17）离婚	（39）第一次远走他乡异国
（18）子女升学（就业）失败	（40）生活规律有重大变动
（19）子女管教困难	（41）本人退休、离休或未安排具体工作
（20）子女长期离家	**3. 社交及其他问题**
（21）父母不和	（42）好友重病或重伤
（22）家庭经济困难	（43）好友死亡
（23）欠债 500 元以上	（44）被人误会、错怪、诬告、议论
（24）经济情况显著改善	（45）介入民事法律纠纷
（25）家庭成员重病或重伤	（46）被拘留、受审
（22）家庭经济困难	（47）失窃、财产损失
（23）欠债 500 元以上	（48）意外惊吓、发生事故、自然灾害

该表影响程度及记分：①无影响（0分）、轻度（1分）、中度（2分）、重度（3分）、极重度（4分）；②影响持续时间，三个月（1分）、半年内（2分）、一年内（3分）、一年以上（4分）。总分越高，反映被评估者承受的精神压力越大。负性生活事件的分数越高，则对被评估者身心健康的影响越大。

（五）老年人社会健康的评估

1 老年人社会健康的评估内容有哪些?

随着社会的进步，人们的生活目标是更多地追求健康，而健康又与各种社会因素密切相关。进入老年期后，除要面对自身的生理变化以及因此带来的心理变化外，还面临许多社会问题。因此，要全面认识和衡量老年人的健康水平，除应评估其生理、心理功能外，还应对老年人的社会健康状况和社会功能进行评定。社会评估主要包括社会角色、文化、家庭及其所处环境等方面。

2 老年人角色有哪些特点?

老年人对角色的适应存在着角色变更问题。老年角色变更的特点主要表现在以下三个方面。

（1）社会角色的变更 老年人社会角色变更主要指由政治、经济地位的变化所带来的角色改变。老年人到一定年龄后，自然由社会的主宰者变为社会的依赖者，由社会的创造者变为社会的消费者行列。这种角色变更使许多老年人不能适应，而产生情绪低落、抑郁、烦躁、忧虑等。

（2）家庭角色的变更 老年人作为社会生活中的特殊人群，离开劳动工作岗位后，家庭成为主要生活场所，家庭生活中各种因素均对老年人有着影响。进入老年期，大部分家庭都有了第三代人，老年人的地位由父母上升到祖父母，增加了老年人的家庭角色，常常担当起照料第三代的任务，老年阶段又是丧偶的主要阶段，若老伴去世，则又失去一些角色。

（3）角色期望的变更 角色期望是指一个人对自己的角色所规定的行为和性质的认识、理解和希望。步入老年期，老年人除要放弃一些老年期的角色外，更要接受社会对老年人角色的要求和期望，同时还应准备去创造和建立当代老年人的典型角色，如现代老年人的一种倾向于独立、能发挥作用、形成老年亚文化的行为特征，可以为老年人的社会和家庭角色替代，找到更

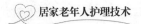

符合人类需求的条件。

3 角色评价的内容有哪些?

老年人角色评估的内容包括文化背景、个人过去职业、退休时间、现在有无工作、目前所承担的角色,以及个体角色行为是否恰当,老年人对自己所承担的角色是否满意,有无角色适应不良,角色改变对其生活方式、人际关系的影响等。

4 角色功能的评估方法有哪些?

角色与角色适应评估方法以会谈法、观察法为主。

(1)会谈法

①日常角色功能评估提问引导:同住的人有哪些?彼此关系如何?平时和谁最亲近?有困难或有高兴的事情时常找谁谈?平时家庭中谁做决策?家中的问题如何处理?对家庭的责任如何?分担工作或经济的情形如何?有无较要好的朋友?参加社团活动吗?在学校或工作场所承担什么职位?最近一个星期您做得最多的事情是什么?

②患者角色功能提问引导:患病后,您认为您的角色发生了哪些变化?这对您造成哪些影响?您现在最关心的是什么?您现在能否安心接受治疗?您希望医护人员能为您做些什么?

(2)观察法

护理人员可以通过会谈以及观察老年患者有无角色适应不良而导致的身心行为反应,如经常疲乏、头疼、心悸、焦虑、抑郁、忽略自己的疾病、缺乏对治疗护理的依从性等,了解患者的角色分类及角色适应情况。

5 老年人的环境评估包括哪些?

老年人的健康与其生存的环境存在者联系,如果环境的变化超过了老年人体的调节范围和适应能力,就会引起疾病。通过对环境进行评估,以帮助老年人回避和去除影响生活行为的因素，协助创造有利因素，促进老年人生活质量的提高。环境评估包括对物理环境和社会环境进行的评估。

（1）物理环境　物理环境是指一切存在于机体外环境的物理因素的总和。由于人口老龄化的出现，以及空巢家庭的日益增多，老年人面临着独立居住生活的问题。居住环境是老年人的生活场所，是老年人学习、社交、娱乐、购物、休息的地方，所以，对老年人进行健康评估时，应对其居住环境进行评估。物理环境评估的内容包括如下几方面。①污染、噪声：主要评估居住环境的空气洁净度，有无灰尘，灰尘来源及控制方法，家庭中有无吸烟者，饮食有无潜在污染，环境的噪声情况等。②居家温湿度：主要评估居住环境有无取暖及降温设备，取暖设备是否安全，是否用有危害安全因素的煤炉或天然气取暖，居住环境是否过于潮湿或干燥。③居家安全：主要评估居住环境有无妨碍或不安全的因素，如地面是否平坦，有无台阶等障碍，有无管线或杂物放置，厨房设备放置是否安全，浴室是否有防滑措施，电视线是否妥善。④其他：室内的阳光是否充足，每日通风时间是否合理；居室的布局是否整洁美观、布置合理、色调协调。

（2）社会环境　老年人社会环境评估主要是对经济状况、教育水平和生活方式的评估。①经济：是对人健康影响最大的因素，直接决定了人的生存条件或生活质量。经济状况低下时，患病时得不到及时、应有的治疗。评估时并非要了解其准确的经济收入，而是要了解其经济收入能否满足今后的诊疗及护理需要、治疗和康复可能给家庭带来的经济问题及影响，以及其对此的反应等。了解老年人经济来源有哪些，单位工资福利如何，儿女每个月是否给生活补贴费，对收入低的老年人要询问这些收入是否足够支付食品、生活用品和部分医疗费用家庭，家庭有无经济困难，有无其他生病的亲人，是否有失业、待业人员，有无医疗保险等。②教育水平：根据受教育程度可以判断老年人对事物的认识和判断能力，以及可能的行为反应，进而了解其对各种诊疗及护理服务的态度、接受能力等，为选择适宜的健康教育方式等提供参考和依据。③生活方式：指由经济、文化、政治等因素相互作用而形成人们习以为常的膳食结构、生活行为和习惯。如老年人有不良的生活方式，应进一步了解其对老年人的影响。④社会关系和社会支持：个体的社会关系网包括与之有直接或间接关系的所有人或人群，如家人、朋友、邻居、同事、领导、宗教团体成员等。对住院老年人来说，同室病友、医师、护士等均是他的社会关系。评估老年人时应注意家庭成员是否相互尊重，家庭成员对老年人支持的程度如何，老年人与邻居的关系如何，与朋友是否亲密来往，有无社会孤立的倾向，社区对老年人的关心程度等。

6 怎样进行环境评估?

环境的评估方法包括会谈法、实地考察和评定量表法。现介绍老年人居家环境的评估方法（表2-6，表2-7）。

表2-6　居家环境专业评估表

处所	评估内容	评估要素
一般居室	光线	光线是否充足
	温度	是否适宜
	地面	是否平整、干燥、无障碍物
	地毯	是否平整、不滑动
	家具	放置是否稳定、固定有序、有无妨碍通道
	床	高度是否在老年人膝下，与其小腿长度基本相同
	电线	安置如何，是否远离火源、热源
	取暖设备	安置是否妥当
	电话	紧急电话号码是否放在易见、易取的地方
厨房	地板	有无防滑措施
	燃气	"开""关"的按钮标志是否醒目
浴室	浴室门	门锁是否内、外均开
	地板	有无防滑措施
	便器	高低是否合适，有无扶手
	浴盆	高度是否合适，盆底是否有防滑胶垫

续表

处所	评估内容	评估要素
楼梯	光线	光线是否充足
	台阶	是否平整无破损，高度是否合适；台阶之间色彩差异是否明显
	扶手	有无扶手，扶手是否牢固

表 2-7　居家安全评估问卷

条目	评估内容
1	居住房间方位是否朝南，是否冬暖夏凉
2	居住是否舒适
3	居室空气质量如何
4	居室隔离噪音的能力如何
5	房间内的色彩是否恬静、淡薄、柔和
6	是否有类似水仙、文竹之类的花卉点缀房间，使房间布局平衡、色彩协调、氛围活泼
7	是否感觉到家里存在哪些安全隐患
8	针对这些隐患有没有采取相应的防范措施
9	面对危险，是否能及时发现并且躲避危险
10	如果没有及时避免这些危险，是否有求助措施

7 为什么对老年人进行家庭评估?

家庭是老年人主要的，甚至是唯一的生活环境。退休后，离开工作岗位，使老年人失去了较广的社会生活环境，功能状况又妨碍老年人参加社交活动，以致许多老年人只能整日待在家中。组成家庭的成员应共同生活，实现经济和情感的深入交往，与其他关系相比，家庭关系最为密切、深刻。故家庭生活环境的优劣是影响老年期心理再适应的重要因素也是影响老年人健康的主要原因。

8 家庭评估的内容有哪些？

家庭评估主要包括家庭成员的基本资料、家庭类型、家庭生活周期、家庭结构、家庭功能、家庭资源和家庭压力等。

（1）家庭的基本情况　包括家庭环境、家庭成员、经济状况及家庭结构。

（2）家庭类型　核心家庭、主干家庭、联合家庭、单亲家庭、同居家庭等（表2-8）。

（3）家庭生活周期　一个家庭从形成到解体的过程，经历从形成、扩展、稳定、收缩、空巢到解体等阶段。每一过程对个体的心理健康有明显影响。

（4）家庭压力和危机　家庭成员健康变化；个人重病外伤、生活环境改变；失业、退休；收入显著增减等。

（5）家庭资源　家庭内、外资源，其中家庭内资源指家庭能提供的医疗处理、经济、情感支持，以及对个人信心、尊严权力的维护和支持；家庭外资源指社会、文化、宗教、环境及医疗资源。

表2-8　家庭类型及特征

类型	人口特征
核心家庭	夫妻和其婚生或领养的子女
主干家庭	核心家庭成员加夫妻任何一方的直系亲戚，如祖父母、外祖父母
单亲家庭	夫或妻单独一方和其婚生或领养的子女
重组家庭	再婚夫妻和前夫或（和）前妻的子女，以及婚生或领养的子女
无子女家庭	仅夫妻两人
同居家庭	无婚姻关系而长期居住在一起的夫妻和其婚生或领养的子女
老年家庭	仅老年夫妻两人

9 家庭评估方法有哪些?

（1）会谈法　评估提问引导：您家有几个人，由什么人组成？家里大事小事由谁做主？您所承担的家庭角色有哪些？您有孩子吗？对孩子的培养与成长是否满意？您的家庭和睦、快乐吗？家庭生活压力大吗？经济负担重吗？

（2）观察法　通过观察家庭居住条件、家庭成员衣着、饮食、家庭氛围、家庭成员间的亲密程度来评估。

（3）评定量表法　可采用评定量表对患者家庭功能状况及其家庭中可获得的支持情况进行测评（表2-9）。

表 2-9　家庭支持量表

描述	是	否
1. 我的家人给予我所需的精神支持		
2. 遇到棘手的事时，我家人帮我出主意		
3. 我的家人愿意倾听我的想法		
4. 我的家人给予我情感支持		
5. 我和我的家人能开诚布公地交谈		
6. 我的家人分享我的爱好和兴趣		
7. 我的家人能时时察觉到我的需要		
8. 我的家人善于帮助我解决问题		
9. 我和我的家人感情很深		

评分方法：是=1分，否=0分。总得分越高，家庭支持度越高。

（六）老年人生存质量的评估

目前对于老年人生存质量的评价多数是结合临床疾病，尤其是对慢性退行性疾病的评价，全面的经严格考核的生存质量量表并不多见。世界卫生组织（WHO）的生存质量，测定包括6个领域：生理领域、心理领域、独立性领域、社会关系领域、环境领域、精神支柱/宗教/个人信仰领域。每个领域包含一些方面，共 24 个方面。世界卫生组织据此制定了用于测量与健康有关的生存质量的量表。

1 什么是生存质量

生存质量是生物－心理－社会医学模式下产生的一种新的健康测量技术。世界卫生组织生存质量研究组对生存质量的定义为不同文化和价值体系中的个体对他们的生存目标、期望、标准以及所关心事情的生存状态的感受。它包含了个体的身体功能、心理状况、独立能力、社会关系、宗教信仰与精神寄托和生活环境 6 个方面的内容。在此基础上，中华老年医学会对老年人生存质量的定义为 50 岁及以上的老年人对自己身体、精神、家庭和社会生活满意度和老年人对生活的全面评价。

2 如何对老年人进行生存质量的评估？

生存质量既包括躯体健康的评估、心理健康的评估、社会功能的评估，也包括综合评估。

（1）生活满意指数　是老年研究中的一个重要指标，用以测量老年人心情、兴趣、心理、生理主观完美状态评估的一致性。生活满意度指个人对生活总的观点即实际情况与希望之间、与他人之间的差距。可以从老年人对生活的兴趣、决心和毅力、知足感、自我评价及情绪等方面进行综合评估。

（2）主观幸福感的评估　决定人们是否幸福的并不是实际发生了什么，关键是人们对所发生的事情在情绪上做出何种解释，在认知上进行怎样的加工。主观幸福感是一种主观的、整体的概念，同时也是一个相对稳定的值，它是评估相当长一段时期的情感反应和生活满意度。

（3）生存质量综合问卷　生存质量的评定应包括主观感受和客观评价两方面，评估最好以老年人的体验为基础进行评价。适合老年人生存质量综合评估的量表有生存质量综合评定问卷和老年人生存质量评定表。

（曹红丹　李燕萍）

第三章 | 居家养老的环境要求

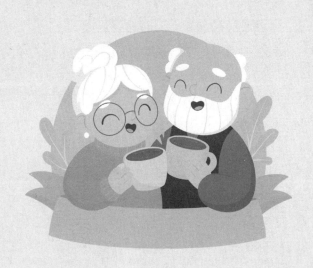

　　居家养老目前是世界各国的主要养老模式，适老化住宅则是居家养老的重要基础。包括适老化住宅的室内外环境、各功能空间的布置、设施设备的配置、家具的选用等是否方便和安全，对于老年人居家养老的生活品质（包括安全性、便利性、舒适性、经济美观性等）有着直接的影响。

一、环境改造对居家养老的意义

（一）老年人身体功能的变化需要进行环境改造

　　随着年龄增加，老年人会出现身体衰弱、听力及视力下降、身体平衡性降低、心肺功能和记忆力减退等，需要适宜的生活环境，以帮助其提高生活自理能力，促进老年生活幸福感的提升。

（二）改造居家环境能减少因环境带来的生活不便及不安全风险

　　不适宜的生活环境极大地增加了老年人生活中的不安全风险，如跌倒、坠床、烫伤、火灾等，这些不安全风险给老年人自己及家庭甚至周围的人都可能带来极大的伤害，甚至危及生命，适老化环境可以降低这些不安全的风险。

二、不同室内区域适老化改造的要求

（一）客厅适老化改造要求

1 通道宽敞

　　有足够的空间，能适宜轮椅自如活动更好。可供轮椅通行的门宽在 85cm 以上，通道适合轮椅旋转 90°，则需要 90cm 以上的宽度。

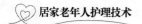

2 安全无障碍

出入口与走廊通畅，无障碍，安装扶手，增添醒目的颜色标记。

3 视野开阔

开阔的视野使任何可能的危险都能及时被发现，增加安全感。坐客厅看电视时视线能直接看到厨房的锅灶为宜，避免老年人忘记锅灶上烧水炖煮的隐患。

4 灯光适宜

室内光线应充足，比年轻人增加 2~3 倍的照明度，以暖色调为好，避免灯光过亮或过暗及眩光。

5 屋内整洁

屋内避免物品随处摆放，移走可能影响老人活动的障碍物，电线收好或固定在角落，不要将杂物放在经常行走的通道中等。

6 家具平整

家具的棱角避免突出、尖锐；床与椅子高度以老年人坐位时脚平放地面、膝部弯曲为 90° 为宜；放置常用物品的家具高度以老年人站立不踮脚取物方便为宜。家具放置位置以靠墙、不影响通行为宜。

7 地板防滑

地板应使用防滑材料，避免使用小地毯，如必须使用时，须用双面胶把地毯粘住，避免使用有轮子的家具。保持地面平整、干燥，门槛、台阶要低，尽可能消除地面高度差，防止老年人跌倒。楼梯须有扶手，不宜采用扇形台阶，台阶上可安装小灯或荧光条，以起到提示功能。

（二）卧室和卫生间的适老化改造要求

1 色彩平和，舒适优雅

墙壁或窗帘可使用较明亮的颜色，如米黄色及橘色，避免家具和窗帘等物品的颜色与周围环境太相近。昼夜噪声不应超过50dB。

2 高度合适，有扶手

门窗开关、拉手高度合适，床不宜过高，便于老人上下床，以40~50cm为宜，必要时配床档或一面靠墙，以增加安全性。椅子有靠背和扶手，坐面高度在35~42cm为宜，软硬适中。

3 温度适宜

室内最好配温度调节设备，温度控制在（22±4）℃，湿度保持在50%±10%。

4 便于应急处置

老年人的卧室以及卫生间不宜采用内开门，因为当老年人突发疾病或意外倒地时，身体可能堵住门口，故最好采用无轨左右推拉门或者外开门。卫生间内可设紧急求助或自动报警装置。

5 卫生间改造要求

浴室宜用坐厕而不用蹲厕，宜选用带扶手坐式便器，高度 45cm 左右，便器旁有扶手、摇铃等。洗浴空间需安装扶手，可采用木质、不锈钢、塑胶等材质的扶手，以保证手感舒适；有防滑区，一般采用水平或垂直方向安置，便于助力。在浴缸周围和淋浴处使用防滑垫，并配置浴椅或浴凳（图 3-1，图 3-2），避免老年人站立位洗澡及穿脱裤子和鞋子等。

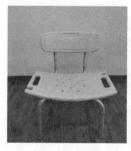 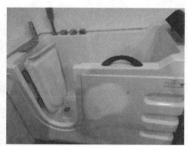

图 3-1　浴凳　　　　图 3-2　边进式浴缸

三、针对不同健康状态的老年人改造居家环境

（一）身体虚弱的老年人改造居家环境要求

高龄老人身体容易衰弱，常常出现四肢肌力下降、步伐减小、灵敏度降

低、活动度受限等。需要尽可能使用灵敏省力的物品，例如更换轻便的炒菜锅，采用电动可升降的橱柜（图3-3），别墅中尽可能将老年人安排在低楼层或者配置电梯。室内空间尽可能宽敞，从室内到室外可供行走的空间分布得当，尽可能便利。由于老年人的手指力量不足，不便抓握和旋转球形门锁，故建议改为拨杆式门把手，淋浴时宜用浴椅或浴凳等。

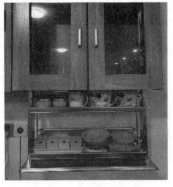

图 3-3　可升降的橱柜

（二）视觉功能下降的老年人改造居家环境要求

五觉即视、听、触、味、嗅，是人最本能的感知方式，老年人的感觉功能大多按照视觉、听觉、嗅觉和触觉的顺序下降。视觉锐度下降，色彩分辨能力降低；视觉敏感度下降，过于复杂的线条和图案无法分辨。老年人视力退化，视野也变得狭窄。由于感光细胞数量的减少，老年人需要2~3倍的照明度才能感受到和年轻人一样的亮度。同时，眼睛的明、暗适应能力降低，适应性调整所需要的时间比年轻人更长；由于眼球老化，视网膜的黄斑对某些颜色产生色弱（滤掉紫蓝和绿色），面对于黄色、橙色、红色则比较敏感，且较多老年人伴白内障、青光眼和老年性黄斑变性等。当眼睛对颜色及亮度的识别能力开始衰退时，就会影响日常生活。对于视力降低的老年人，为了防止出现眩晕，应避免使用格子条纹、波浪线等图案的地板；还应避免强光和直射日光等对眼睛的刺激，在走廊、卫生间和厨房等容易跌倒的区域应特别安装"局部照明"；在老年人床边应放置伸手容易摸到的台灯。推荐老年人使用老人电话，其特点是按钮大、来电显示的数字大、音量高，还可以存储常用电话进行一键拨号（图3-4）。

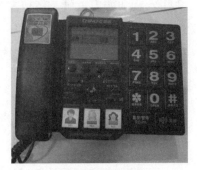

图 3-4　老人电话

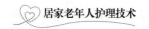

（三）听觉功能下降的老年人改造居家环境要求

老年人对声音的感受性和敏感性下降，可出现生理性听力减退乃至耳聋，有时会出现高频率耳鸣，语言分辨率下降，容易受环境噪音影响。对于听力下降的老年人，可安置大音量的门铃，看电视时可佩戴无线耳机，以便能听得更清楚，同时也可减少外界环境带来的干扰。

（四）触觉及嗅觉功能下降的老年人改造居家环境要求

触觉变化包括触觉、温度觉和痛觉的变化。由于皮肤内的细胞退化，容易造成烫伤或冻伤；痛觉也会变得相对迟钝，以至难以及时躲避伤害性刺激的危害。味觉迟钝，常常感到饮食无味。嗅觉变化，难以察觉有害气体的味道，从鼻孔吸入冷空气的加热能力减弱，容易对冷空气过敏。老年人嗅觉减退，厨房则要特别注意安装天然气的泄漏与烟雾报警及喷淋装置，可选用安全型灶具，使用天然气时应安装熄火自动关闭天然气的装置或者将燃气灶更换为电磁炉。

（五）睡眠功能下降的老年人改造居家环境要求

老年人的睡眠时间变短，易醒，夜间排泄次数增加。可以考虑在卧室中设置卫生间，配备床头灯、床旁电话以及小夜灯，必要时配置床旁便器等。老年人认知能力下降，适应新环境和学习新事物的能力下降，因此，家具的摆放位置不要经常变动，日用品固定摆放在方便取放的位置，使老年人熟悉生活空间。选购电器时，应优先考虑智能化程度高且操作简单的设备。

四、针对躯体活动障碍者的居家环境改造

（一）不同自理程度躯体活动障碍者的居家环境要求

随着年龄的增长和疾病的发展，老年人的自理能力呈下降趋势。为适应不同自理程度老年人的要求，家居环境也需要做出相应的改造。

1 完全自理型

若老年人能自己完成日常生活活动和工具性日常生活活动，这类老年人的家庭，进行常规适老化无障碍改造，提高居家便利性与安全性即可。

2 半自理型

有些老年人日常生活活动可以通过辅具或环境与设施改变或者适当的他人协助来帮助自己完成。他们的居家环境要全面进行适老性改造，重点在浴室的淋浴处、浴缸、马桶、水盆处增加扶手，调整水盆、马桶等的高度，以方便老年人安全使用（图3-5至图3-7）。

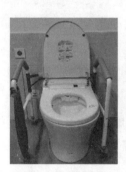 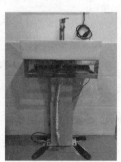 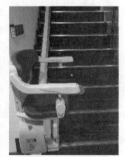

图 3-5　马桶改造　　图 3-6　可调节水盆　　图 3-7　滑梯

3 照护型

对于日常生活活动均需要依靠他人帮助完成的老年人，需要更换床铺为电动升降床、增加床栏和床旁扶手、增加呼叫设施等。

（二）门口通道的改造要求

1. 入户门净宽应不低于 0.9m，以便保证轮椅与担架的通行；如有条件，建议入户门净宽 1.1m 以上，以便各类大型护理设备顺利进出。玄关通道净宽应不低于 1.2m，以便轮椅和护理设备顺利通行。

2. 考虑到轮椅使用者的需求。一方面，户门把手侧应有不小于 50cm 宽度的空间，方便轮椅使用者接近门把手、开关户门；另一方面，户门附近最好有可供轮椅回转的空间，即不小于 1.5m 的轮椅基本回旋空间。由于户门处常会有门槛，不利于轮椅进出，应尽量降低或取消。

3. 老年一般希望门厅能与起居室等公共空间保持通畅的视线联系，以获得心理上的安全感。所以，门厅家具宜选择低柜类，高度上不遮挡视线，并可以让部分光线透过，使门厅更加明亮。

4. 门厅宜尽量争取自然采光，使老人进出门时能够看清环境，确保行动安全方便。门厅以侧向柔和的自然采光为佳，不宜在一进门的正对面设置采光窗（尤其是东、西方向的窗），避免入射角很低的光线直接照射眼睛，造成刺眼眩晕。

5. 在门厅处为老人提供坐凳、扶手或扶手替代物（如矮柜的台面等），便于老人安全坐下和扶靠，保证其换鞋、起坐和出入时的安全、稳定。鞋凳旁边最好设置竖向扶手，以协助老人起立。鞋凳的深度可以较普通座位稍小，但不能低于 30cm，要保证老年人可以坐稳。

（三）卧室的改造要求

躯体活动障碍者在室内设计中需要有针对性，因为卧室除了承担常规的睡眠功能外，往往还要承担许多其他活动的功能，例如阅读、看电视、上网等，对于行动不便的卧床老人而言，卧室更是老人生活的主要场所。

1. 老人卧室的面宽和进深尺寸应适当增加，以保证床与对面家具（如电视柜、储物柜）之间的距离大于 80cm，以便轮椅通过。当卧室面宽尺寸不够时，也可以通过调整家具的尺寸来保证轮椅通行所需的宽度。

2. 单人卧室通常不低于 3.6m，双人卧室则宜大于 4.2m。一方面便于留出一块完整的空间作为阳光角或休闲活动区，另一方面也可以满足家具灵活摆放的需求。

3.应在老人伸手可及的范围内有适于撑扶倚靠的家具或墙面，为其提供安全保障。考虑老人需要使用助行器或轮椅，因此，卧室中还应预留轮椅回转及护理人员活动的空间，并注意，卧室进门处不宜出现狭窄的拐角，要考虑到担架进出的方便性。

4.居室至卫生间的走道墙面距地 40cm 处可考虑设置嵌装感应式脚灯或夜灯，以方便老人起夜。当然，现在很多家电及家具包括互联网公司都推出了智能化家居产品，有条件的老人家庭可推荐使用。

（四）床的改造要求

1 放置位置

（1）床宜靠中间放置，老人上下床更方便，也便于整理床铺。当老人需要照顾时（比如帮其进餐、翻身、擦身等），护理人员更容易操作。若房间空间较小，可靠墙放置，以减少一侧通道占用的空间，使卧室中部空间较为宽裕，并便于老人在靠墙侧的床边放置随手可用的物品。

（2）床不宜靠窗放置，一是可能会妨碍老人开关窗户，二是下雨时雨水也会将被褥打湿。且老人对直接吹向身体的风较为敏感，来自窗的缝隙风也可能使老人受凉。

（2）床头不宜对窗放置，因为这样易干扰老人睡眠；床头也不宜正对卧室门，因其对私密性有所影响。

2 床的大小

（1）卧室的开间和进深摆放两张单人床为宜，床两侧长边临空摆放，便于护理人员从床侧照护老人，护理人员的操作宽度通常不小于 60cm；老人下床活动时通常需要有人搀扶陪同，床一侧至少应有不小于 90cm 的通行宽度。就寝区、起居区内应留有一处直径 ≥ 1.5m 的轮椅回转空间。

（2）单人床位建议按 1.2m×2m 考虑，为满足老人使用的舒适度以及护理的操作尺度，建议床宽以 1~1.2m 为宜，床体过宽不方便进行协助翻身等护理工作的操作，长度可按 1.9~2m 考虑。

（3）相邻两床的长边间距应 ≥ 0.8m，两床各自另一长边外应留有 ≥ 0.5m 的空间，方便自理型老人上下床、整理床铺、护理急救操作及为医疗设备摆放留有空间。

（4）两张床位应分别在不相邻长边设置床头柜，尺寸 ≥ 400mm×400mm，方便老人放置和储存物品，床头柜宜设计成固定家具，安装牢固可靠，以便作为老人从床上起身时的支撑物。

（五）卫生间的改造要求

1 改造原则

（1）卫生间的基本功能主要分为如厕、盥洗和淋浴，卫生间应至少配置坐便器、洗手盆、淋浴器三件卫生洁具，且应干湿分区，洁具周边应配置无障碍辅助器具。

（2）卫生间是老人极易发生意外的场所，主要考虑空间大小、地面防滑，设施安全与便捷、保护隐私等。

（3）卫生间不建议配置浴缸，无论是自理老人还是半自理老人，即便在护理人员的帮助下进出浴缸也较为危险，并且泡澡对有心血管疾病的老人来说具有一定的危险性。

2 改造要求

（1）卫生间门净宽应≥80cm，以便保证轮椅顺利通行，可采用外开门或者推拉门的形式，当老人倒在卫生间时，内开门易无法打开或伤及老人，因此不推荐采用。

（2）卫生间内应留有直径≥150cm的轮椅回转空间。

（3）如厕区宽度应≥85cm，方便无障碍物品的安装以及护理人员协助老人如厕。

（4）坐便器前方应预留≥90cm的空间，使护理人员可以再坐便器前方抱住老人的身体，协助老人如厕。

（5）盥洗区宽度应≥90cm，方便老人乘坐轮椅直接到洗手盆前使用。

（6）洗手盆前方应预留≥120cm，方便护理人员推行轮椅至洗手盆，且方便护理人员在轮椅后方协助老人梳洗。

（7）淋浴区的宽度应≥90cm，长度应≥120cm，护理人员有足够的操作空间协助老人洗浴。

（8）马桶两侧或前面安置扶手，因老人如厕时间一般较长，久坐会使腿脚无力。若家庭经济条件允许，可考虑安装智能恒温冲洗功能的马桶，有温水冲洗吹干功能，不仅干净卫生，也可避免部分行动不便的高龄老人低头或者弯腰。

（9）设置洗漱台时，台盆高度可设定在65~80cm，洗漱台可安装一字形扶手；洗漱台镜子最好稍向下倾斜，或者设置成活动款，以便老人坐在轮椅上能看到镜子。

（10）可在马桶侧、沐浴区安装防水的应急呼叫器；同时可考虑移动感应监测装置，如卫生间置留报警装置等。

温馨提示

适老化居住环境需要满足的条件

1. 满足基本的功能需要。

2. 满足老年人的特征。

3. 适应老年人的生活方式和生命周期。

（祁俊菊　史淑慧）

第四章 | 居家老年人的心理保健

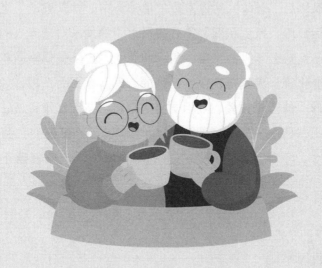

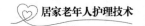

一、引起老年人心理变化的原因

1 生理因素

进入老年期，机体各种生理功能如感知功能、骨骼和肌肉系统功能、神经系统功能明显减退，导致老人反应迟钝、记忆力减退、行动缓慢、注意力涣散、体力不足，这些正常的衰老变化使老年人产生"垂暮感"，悲观、孤独、抑郁等不良情绪随之而来。

2 家庭和经济因素

离退休后，老年人常以家庭的活动为中心，家庭成为老年人主要的生活环境。家庭状况、家庭成员之间的关系对老年人的影响很大，如子女对老年人的态度、代际冲突的产生及丧偶等老年夫妻间的关系变化等。尤其是丧偶所带来的心理问题更为严重，如果多年夫妻间形成的互相关爱、互相支持的平衡状态突然被打破，往往会使老年人感到生活乏味、无望，乃至积郁成疾。若退休后经济收入明显减少，不但给老人带来沉重的心理压力，也常使老年人焦虑不安。

3 社会角色因素

部分老年人由于离退休而导致社会地位、社会角色、生活环境的改变，使其难以适应，认为自己没用了，成了"废人"，进而产生抑郁、烦躁、沮丧等心理，这些不良心理又会加速机体的老化。此外，随着子女长大成人，老人在家庭中的"主导"地位和"影响力"逐渐缩小，因而对生活的态度变得消极，精神上的依赖性增强，在生活、习惯、情绪、人际关系等诸多方面产生不适应现象，也影响着老年人的心理状态。

4 疾病及死亡相关因素

如果长期患慢性病或伤残，可造成部分老年人经济负担加重及活动范围缩小，甚至生活自理能力丧失，进而会产生悲观、绝望等心理状态。随着年龄增长，自己的衰老及同龄人的相继去世，绝大多数老年人会出现害怕、恐惧和悲观等情绪反应，甚至产生死亡恐惧症。

二、老年人心理保健

（一）心理健康标准

第三届国际心理卫生大会将心理健康定义为："所谓心理健康，是指个体在身体、智能及情感上与他人的心理健康不相矛盾的范围内，将个人心境发展成最佳状态。"因此，心理健康应包括两层含义，表现如下（表4-1）。

表4-1 心理健康的表现

心理健康	表现
与绝大多数人比	心理功能正常，无心理疾病
与自己比	能积极调整自己的心理状态，顺应环境，建设性地发展完善自我，充分发挥自己的能力，过有效率的生活
总结	不仅意味着没有心理疾病，还意味着个人的良好适应和充分发展

（二）老年人的心理健康标准

综合国内外心理学专家对老年人心理健康标准的研究观点，结合我国老年人的实际情况，老年人心理健康标准可概括如下。

1 认知正常

认知是人正常生活具备的最基本的心理条件，是心理健康的首要标准。老年人认知正常主要表现在：感觉、知觉正常，判断事物不发生错觉；记忆清晰；思路清楚，回答问题调理清楚；有比较丰富的想象力，并善于用想象力，不拘于现有的条框。

2 情绪健康

愉快而稳定的情绪是情绪健康的重要标志。心理健康的老年人能经常保持愉快、乐观、开朗而又稳定的情绪，并能适度地表达和控制自己的情绪，宣泄不愉快的情绪。

3 关系融洽

关系融洽表现为能与周围的大多数人保持人际关系和谐。既有稳定而广泛的人际关系，又有志同道合的朋友，交往中保持独立而完整的人格，有自知之明，不卑不亢。乐于帮助他人，也乐于接受他人的帮助。能与家人保持情感上的融洽，有充分的安全感。

4 环境适应

老年人退休在家，也要与外界环境保持接触，不脱离社会，通过与他人的接触交流、媒体等了解社会信息，并能坚持学习，不仅可丰富精神生活，及时调整自己的行为，还能更好地适应环境变化及新的生活方式。

5 人格健全

人格健全表现为：①以积极进取的人生观为人格的核心，积极的情绪多于消极的情绪。②能客观评价自己和外界事物，能够听取别人意见，不固执己见。③意志坚强，能经得起外界事物的强烈刺激；正确应对悲痛、欢乐及困难处境。

6 行为正常

能坚持正常的生活、工作、学习、娱乐等，一切行为与大多数同龄老人相一致，且符合自己的身份和角色。

（三）帮助老人促进心理健康的方法

1 帮助老年人正确认识"生、老、病、死"

首先，树立正确的生死观。生、老、病、死是人生的自然规律。当死亡的事实不可避免时，若不能泰然处之，就可能没有足够的时间与精力处理未尽心愿。只有树立正确的生死观，克服对死亡的恐惧，才能以无畏的勇气面对将来生命的终结，也才能更加珍惜生命，使生活更有意义和乐趣，提高生活质量。其次，树立正确的健康观。老年人要坦然面对衰老与疾病，增强自身和疾病做斗争的信心，要正确对待所患疾病，积极配合医务人员进行疾病诊治，且保持积极、乐观的心理，寻找出一套适合自己病情的治疗和保健方法。

2 指导老年人处理家庭关系

　　家庭是老年人晚年生活的主要场所，老年人的心理状态和家庭关系、家庭氛围息息相关。指导老年人妥善处理家庭关系。老年夫妻间应相互照顾、体贴和关心，不仅有助于老年人保持舒畅的心理状态，更有利于双方的健康监护（图4-1）。如果丧偶老人再婚，子女及亲属应正确对待并给予积极支持。老年人和子女之间存在所谓的"代沟"问题，也就是在思想、感情和生活习惯等方面不相适应，难以沟通或保持一致。为此，老年人要客观分析和充分认识，要看到子女在成长过程中的心理变化，从自身和子女双方的具体情况考虑问题；对于已有独立能力的子女，可阐明自己的观点或建议，而不必强求一致，或要子女"无条件服从"，否则只能加深矛盾，增加郁闷情绪。同时，老年人也应避免独断专行，固执己见，不要倚老卖老，遇事后多和家人协商。

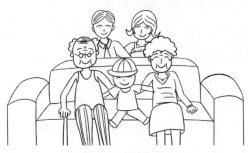

图4-1　融洽的家庭氛围

3 帮助老年人树立"老有所用，老有所为"的观念

引导老年人正确看待离退休问题，树立"老有所为"的观念，离退休后的老年人如何发挥作用，需要根据自身的实际情况和客观条件来定。对于身体好、精力充沛的健康离退休老人来讲，应积极创造条件再就业，寻找适合自己的工作，做一些力所能及的工作。此外，还可以积极参加社会活动，这样可使老年人真正感到心情愉快、内心充实，真正实现老有所为、老有所用。

4 指导老年人老有所学

老年人应坚持适量的脑力劳动，使脑细胞不断接受外界信息的刺激，不仅有助于使大脑保持活跃状态，对于延缓大脑衰老、预防脑功能退化也有着重要意义。因此，老年人仍然需要不断学习，科学用脑，丰富精神生活。指导老年人根据自身的具体条件和兴趣学习参加一些文化活动，如音乐、绘画、舞蹈、园艺、健身操等，学习老年常见疾病的防治知识，了解老化带来的生理及心理的变化及适应方法，从而做到自我保健（图4-2）。

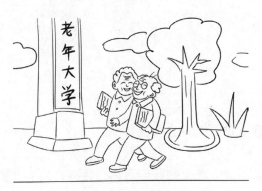

图4-2　老有所学

5 指导老年人注意日常生活中的心理保健

（1）培养广泛的兴趣爱好 老年人可根据自己的情况，有意识地培养几项兴趣爱好，如书法、绘画、下棋、摄影、园艺、烹调、旅游、钓鱼等，让其晚年生活充实而充满朝气，促进生理及心理健康。

（2）培养良好的生活习惯 老年人应做到饮食有节，起居有常，戒烟限酒，修饰外表，装饰环境，多参与社会活动，扩大人际交往，多接触社会，这些行为都有助于克服消极心理，振奋精神。

（3）坚持适量运动 实践证明，老年人参加各种体育运动不仅能增强自己的体质，克服或延缓增龄所带来的各器官功能的衰退，且可增加老年人对生活的兴趣，减轻老年生活的孤独和失落的情绪。因此，老年人可根据自己的年龄、体质、兴趣爱好等选择合适的运动项目，如散步、慢跑、钓鱼、游泳、骑自行车、太极拳、气功等（图4-3）。

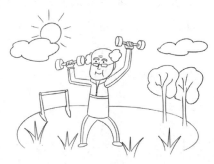

图 4-3　适量运动

6 帮助老年人建立良好的社会支持体系

（1）树立尊老、敬老的社会风尚 目前，虽然大多数人能够做到孝敬父母、赡养老人，但遗弃、虐待老年人的也不乏其人。为促进健康老龄化的实现，促进社会和谐稳定发展，应加强宣传教育，继续大力倡导尊老敬老。

（2）建立或完善社区服务网络　在社区住宅区集中处建立或完善服务网络，为生活不能自理的老年人提供多种便利服务，如协助打扫卫生、采购物品、实施上门诊疗服务等。

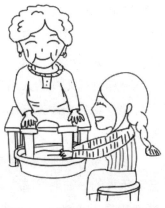

图 4-4　良好的社会支持体系

三、老年人常见心理问题的保健指导

（一）离退休综合征

离退休综合征是指个体在离退休以后所出现的适应性障碍。老年人由于离退休后不能适应新的社会角色、生活环境和生活方式的变化而出现焦虑、抑郁、悲观、恐惧等消极情绪，或因此产生偏离常态行为。从社会心理学的观点来看，离退休综合征主要是由于部分老年人退休后不能很好地进行"角色转换"，即不能很快地从"工作态"转换到"休闲态"所致。

1 出现离退休综合征的原因

（1）心理准备不足　进入老年期，机体各器官处于衰老、退化阶段，如对离退休这一重大生活事件缺乏足够的心理准备，则会发生强烈的情绪体验，非常容易破坏人体的内环境稳定，造成内分泌功能紊乱或中枢神经功能失调。

（2）个性特点　由于个性上的原因，有些离退休后的老年人难以适应离退休所带来的生活变化。一般情况下，平素工作繁忙、事业心强、严谨、固执、急躁和过度内向的人易患离退休综合征，因为他们过去每天都紧张忙碌，突然变得无所事事，再加上个性的原因，容易出现心理失调。

（3）缺少社会支持　老年人离退休后，如果作为其重要社会支持者的社会团体成员与老年人的来往明显减少，或老年人人际交往不良，烦恼无处诉，情感需要得不到满足，易使老年人产生孤独、寂寞、空虚等消极情绪，导致离退休综合征的出现。

（4）价值感丧失　离退休老人离开了原来的工作岗位，突然感到失去了人生的社会价值，产生无能无用、无望无助的负性情绪。如不能及时调整，久之也会导致老人心理失调。

（5）个人爱好　退休前无特殊爱好的老人容易发生离退休综合征，因为这些老人退休后失去了精神寄托，生活变得枯燥、乏味，缺乏生活的情趣。而那些退休前就有广泛爱好的老年人则不同，工作重担卸下后，他们反而可以充分享受生活乐趣，自然不易出现心理失调。

2 离退休综合征的表现

（1）焦虑　表现为心烦意乱、坐卧不安、行为重复，有搓手动作，无法自控；不知所措；不能集中注意力；性格变化明显，容易急躁和发脾气；做事缺乏耐心，对任何事都不满；敏感、多疑，常猜疑他人是否有意针对或刺激自己。因此，常烦躁不安，严重者可出现高度紧张、恐惧感，伴失眠、多梦、心悸、出汗、阵发性全身燥热等神经功能紊乱的症状。

（2）抑郁　常表现为情绪低落，沮丧、郁闷，意志消沉、萎靡不振；有强烈的孤独感、失落感和衰老无用感，对未来生活失去信心，感到悲观绝望；行为退缩，兴趣减退，乐趣缺失，不愿主动与人交往，严重时可出现个人生活不能自理。

（3）躯体不适　表现为头晕、头痛、失眠、胸闷、腹痛、乏力、全身不适等症状，且现有躯体疾病无法解释这些症状。绝大多数老年人在一年内恢复，性情急躁而固执的老年人则需较长时间。应警惕老年人转化为抑郁而自杀。

3 离退休综合征的保健指导

（1）转变观念　向老年人耐心介绍角色过渡与转换的必然性，离退休应被视为人生的一个新起点，而不是终点。引导老人积极看待离退休现象。衰老是不以人的意志为转移的客观规律，离退休也是不可避免的。离退休既是老年人应有的权利，也是国家赋予老年人安度晚年的一项社会保障制度，要将离退休生活视为另种绚丽人生的开始，重新安排自己的工作、学习和生活。

（2）帮助老人重建离退休后的生活　帮助老人建立有规律的生活习惯，科学安排家庭生活，养成良好的生活习惯。鼓励老年人发挥个人专长和兴趣爱好，继续工作，做力所能及的事情，避免失去个人价值感；主动调动周围的社会支持（图 4-5）。

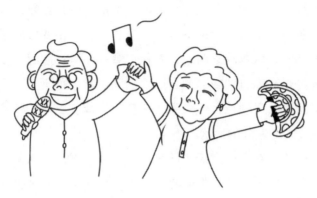

图 4-5　培养广泛的兴趣爱好

（3）培养广泛的兴趣爱好　兴趣和爱好有助于开阔视野，扩大知识面，丰富生活，陶冶性情，促进心理健康。鼓励老年人积极参与社会公益活动，根据自己的爱好，选学几项技艺，如书法、音乐、摄影、园艺、烹调等，用以调节情绪，稳定心境，激发老人对生活的兴趣和乐趣。

（二）空巢综合征

"空巢家庭"是指家中无子女或子女长大成人后相继离开家庭，只剩下老年人独自生活的家庭（图 4-6）。生活在空巢家庭中的老人常由于人际关系疏远、缺乏精神慰藉而产生被分离、舍弃的感觉，出现孤独、寂寞、空虚、伤感、精神萎靡、情绪低落等一系列心理失调症状，称为空巢综合征。在空巢老人中，尤其是独居老人在健康医疗、日常照料、经济支持和精神慰藉等方面所面临的问题比夫妇同居老年人更为严峻。空巢家庭的数量和比例正以前所未有的速度增长，因而空巢已是普遍的社会问题。

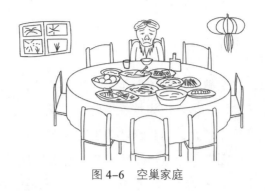

图 4-6　空巢家庭

1 出现空巢综合征的原因

（1）老人独居时间增多　具体原因如下：①由于年轻人外出务工、子女出国等人口流动增多，许多子女无法与老年人居住在一起。②因住房紧张，子女不能与老年人一起生活；或年轻人追求自由与自己的生活方式等，造成不能或不愿意与老人一起居住。③一些老年人希望自己有更多的自由空间而选择与子女分居。④部分老年人因对久居的住所怀有深厚感情，自身不愿意离开熟悉的环境，从而选择与子女分开生活。⑤其他因素，如子女工作繁忙，无暇顾及老年人，特别是久病老年人，子女不堪重负等。

（2）老年人自身个性的原因　一般个性内向、人际交往较少、兴趣爱好不多的老年人，一旦儿女离开身边，易致空巢综合征。

（3）社会化养老保障体制及设施不健全　偏远地区社会保障制度滞后；部分老年医疗服务设施不能满足老年人的需求；老年医院、老年病房、老年专科门诊等在医疗服务机构中所占比例较低；传统的老年福利机构如敬老院、养老院、社会福利院等，数量有限、形式单一；社区护理组织及功能不健全等社会保障问题的存在。以上这些问题使空巢老人不能顺利实现老有所养、老有所医，也就实现不了老有所乐，一定程度上容易导致空巢综合征的出现。

2 空巢综合征的表现

在心理方面，空巢家庭中的老年人，常有孤独，思念亲人、无助等复杂的情感体验。多表现为情绪低落、寂寞、空虚、伤感、精神萎靡和心情抑郁。加之，社会交往减少，对自己存在的价值表示怀疑，陷入无趣、无欲、无望、无助状态，甚至出现自杀想法和行为。在生理方面，空巢家庭的老人可出现失眠、早醒、睡眠质量差、头痛、心慌气短、食欲不振、消化不良等躯体症状；或使老年人原有的一些因慢性病引起的疼痛加重。

3 空巢综合征老人的心理保健

（1）指导老人调整心态　老年人应把子女长大离开家庭看作是自己抚养的成就，把独自生活当作自己锻炼社会适应能力的机会，从而战胜"空巢"综合征。同时，要正确面对子女成家立业的现实，不过高期望和依赖子女对自身的照顾，善于利用现代通信工具与子女沟通。还要学会独处，善于克服生活方面的困难，不将晚年幸福建立在子女照顾的基础上，同时注意寻找精神寄托。

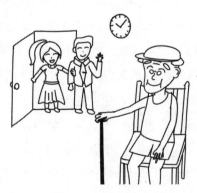

图 4-7　子女关心父母

　　（2）鼓励老人参与社会活动　鼓励空巢老年人多参与社会活动，多与邻居和朋友交往，互相关心和帮助，扩大生活圈，改善独居现状，消除孤寂感。

　　（3）子女要多关心父母　子女应充分认识到空巢老年人在生理和心理上可能遇到的问题，做到心中有数，经常与父母通过各种方式进行感情和思想的交流，多创造条件常回家看看，给予老年人心理上的慰藉。

　　（4）指导老年人适应养老机构的生活　老人经济许可时，鼓励和建议其去养老院、老年公寓等地居住，这样，老年人可与许多同龄人共处一室，有助于缓解孤独感。此外，鼓励子女经常看望父母，每逢节假日接老人回家，让老人享受天伦之乐。

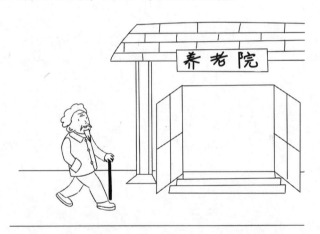

图 4-8　养老机构

　　（5）必要的心理和药物治疗　老年人若出现情绪低落、身体不适影响其正常生活时，应该主动寻求医生的帮助。在医生的指导下，进行心理治疗，并适当给予药物治疗。

温馨提示

老年人心理健康的益处

1. 开朗心境相互亲

2. 情绪稳定寿添增

3. 和气生财倍怡神

4. 乐观人生益身心

（李燕燕）

第五章 居家老年人常用护理技术

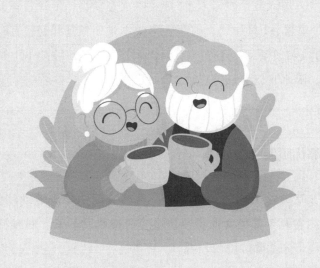

一、居家老年人饮食护理技术

（一）老年人饮食护理的意义

1.满足老人的生理需求，实现补充营养、维持生命活动及康复治疗的目的。

2.预防饮食不当的并发症，如误吸、呛咳、烫伤等，帮助老人促进健康，提高其生存质量。

（二）老年人的健康饮食

1 保障摄入充足食物

老年人每天应至少摄入 12 种及以上的食物。早餐宜有 1~2 种主食、1 个鸡蛋、1 杯牛奶，另有蔬菜或水果；中餐和晚餐宜有 2 种以上主食，1~2 个荤菜、1~2 种蔬菜、1 个豆制品；睡前 1 小时内不建议用餐、喝水，以免影响睡眠。

2 保证足够优质蛋白

（1）吃适量的肉　如鱼、虾、禽肉、猪牛羊肉等动物性食物，此类食物含有丰富的优质蛋白质及多种微量营养素，对维持老年人肌肉合成十分重要。

（2）每天喝奶　建议老年人多喝低脂奶及其制品，乳糖不耐受的老年人可考虑饮用低乳糖奶或食用酸奶。

（3）每天吃大豆及其制品　老年人每天应该进食一次大豆及豆制品，增加蛋白质摄入量。

3 摄入高钙饮食，预防骨质疏松

　　每天摄入300g鲜牛奶或相当量的奶制品；也可选用豆制品（豆腐、豆腐干等）、海产品（海带、虾、螺、贝）、高钙低草酸的蔬菜（芹菜、油菜、紫皮洋葱、苜蓿等）、黑木耳、芝麻酱等天然含钙高的食物。

4 主动足量饮水

　　（1）少量多次饮水，每次50~100ml。

　　（2）清晨一杯温开水，睡前1~2小时1杯水；不应在感到口渴时才饮水，应养成定时和主动饮水的习惯。

　　（3）老年人每天的饮水量应不低于1200ml，以1500~1700ml为宜。

　　（4）饮水首选温热的白开水，根据个人情况，也可选择饮用淡茶水。

5 增加富含膳食纤维的食物

　　（1）增加全谷物、蔬菜、菌藻类和水果摄入。

　　（2）多吃富含益生菌的发酵食物，如酸奶，以维持健康的肠道菌群。

　　（3）少食辛辣刺激性食物。

6 适当的脂肪摄入

油脂具有润肠通便的作用，可适当增加花生油、芝麻油或含油脂高的芝麻、葵花子、核桃的摄入。但由于老年人对脂肪的代谢减退，且活动量少，因此应减少脂肪的摄取量，以每日摄入脂肪能量占总能量的 20%~25% 为宜，一般摄入 30~40g 脂肪即可满足。

（三）老年人饮食照护的原则

1. 根据老年人的饮食习惯、进食量、喜好等合理选择进餐时间并搭配适合老年人的科学饮食结构，尽量不要改变以前的饮食习惯。

2. 老年人的进食体位很重要，若老年人完全自理或上肢功能良好，尽量采取坐位进食。如老人病情危重或完全卧床，可采取半卧位，头偏向一侧的进食体位。一定要避免平卧位进食，以免食物反流进入呼吸道，引起呛咳、误吸、噎食、窒息等意外发生。

3. 进食时，将食物、餐具放在老人容易取放的位置，不要谈笑，使老年人集中注意力，不要吃得太快、太急、太多。

4. 老年人烦躁不安、拒绝进食时，不要勉强，可等安静下来后再慢慢进食，对于刚刚清醒、难以引起吞咽反射的老年人，必须在清醒状态下进食。

5. 老年人在进食时，应适当鼓励其自行进食，老年人即使有肢体功能障碍，也应鼓励其采用自助餐具自己用餐，以增强其自主性和满足感，最大限度地保留原有进食能力，照护者不要因怕其吃饭慢就强迫喂食，以免老年人产生自卑心理，逐渐丧失自行进食的能力。

6. 确保安全进食，进食过程中要多观察，速度要慢，保证进食安全。鼓励老年人与家人一起用餐，尽量避免在床上用餐或单独用餐。

（四）老年人的饮食照护

1 沟通

向老年人说明进食时间和本次进餐食物，询问有无特殊要求。

2 摆放体位

根据老年人自理程度及病情，采取适宜的进食体位（如轮椅坐位、床上坐位、半坐位等）。为老年人戴上围裙或将毛巾垫在老年人颌下及胸前部位。

3 协助进餐

将已经准备好的食物盛入老年人的餐具中并摆放在餐桌上。

（1）鼓励能够自己进餐的老年人自行进餐。指导老年人上身坐直并稍向前倾，头稍向下垂，叮嘱老年人进餐时细嚼慢咽，不要边进餐边讲话，以免发生呛咳。

（2）不能自行进餐的老年人应由照护者喂饭。照护者用手触及碗壁感受并估计食物温热程度，以汤匙喂食时，每喂食一口，食物量为汤匙的1/3为宜，并询问老年人温度是否合适，待老人完全咽下后再喂食下一口。

（3）对视力障碍能自己进食的老年人，照护者将盛装温热食物餐碗放入老年人的手中（确认食物的位置），再将汤匙送到老年人的手中，告知食物的种类，叮嘱老年人缓慢进食。进食带有刺或骨头的食物，操作者须特别告知老人小心进食，且要先协助老人剔除鱼刺和骨头。

4 整理用物

照护者协助老年人进餐后漱口，并用毛巾擦干口角的水痕。叮嘱老年人进餐后不能立即平躺，应保持进餐体位 30 分钟后再卧床休息，整理床单位。使用流动水清洁餐具备用，必要时进行消毒。

（五）老年人饮食照护的注意事项

1 进食时间

根据老年人的生活习惯，合理安排进餐时间。一般早餐时间为上午 6~7 时，午餐时间为中午 11~12 时，晚餐时间为下午 5~7 时。

2 进食频次

老年人除了应保证一日三餐正常进食外，为了适应其肝糖原储备减少及消化吸收能力降低等特点，可适当在晨起、餐间或睡前补充一些糕点、牛奶、饮料等。

3 进食量

每天进食量根据上午、下午、晚上的活动量均衡地分配到一日三餐中。适宜的进食量有利于维持正常的代谢活动，增强机体的免疫力，提高防病抗病能力。

4 进食速度

　　老年人进食速度宜慢，有利于食物的消化和吸收，同时预防在进食时发生呛咳或噎食。

5 进食温度

　　由于老年人唾液分泌减少，口腔黏膜抵抗力降低，因此不宜进食过热食物。另外，若进食过冷食物，则容易伤脾胃，影响食物的消化、吸收。因此，食物以温热不烫嘴为宜。

6 意外情况处理

　　若老年人在进食过程中，突然出现剧烈咳嗽，将食物喷出或有呼吸困难、面色苍白、发绀等情况时，应立即送医院救治。

温馨提示

饮食护理

1. 食物多样化
2. 饮食要节制
3. 三餐要合理
4. 粗细要搭配
5. 油脂要适量
6. 食盐要限量
7. 饥饱要适当
8. 甜食要少吃

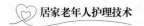
二、居家老年人排泄照护技术

（一）老年人排泄的特点

1 老年人容易出现便秘或大便失禁

　　老年人由于胃肠蠕动减慢，常出现便秘，即排便次数减少，一周内排便次数少于 3 次，且失去规律性，大便干硬，导致排便困难，每次排便时间较长，可长达 30 分钟以上。部分老年人由于肛门内、外括约肌的张力下降，容易出现大便失禁，即排便不受意识控制，导致大便不自主排出。

2 老年人容易出现夜尿增多和尿失禁

　　由于膀胱容量减少，夜间肾小球滤过率增加，夜间排尿次数增加。尿失禁是指尿道括约肌不能控制膀胱排尿，在不排尿的情况下，尿液自尿道不自主地流出。老年人往往因前列腺增生肥大、膀胱颈括约肌老化松弛或泌尿系统炎症而多发充盈性尿失禁、压力性尿失禁和紧迫性尿失禁。

（二）导致老年人排泄异常的原因

1 生理因素

　　随着年龄的增长，老年人的排泄器官逐渐衰弱，容易出现尿频、尿失禁、排尿困难、便秘或腹泻等排泄障碍，这些排泄障碍经常困扰着老年人，并给他们造成精神紧张，也给他们的社会生活带来一些不良影响。

2 饮食

排泄障碍与饮食有着密切的关系。饮食的内容不同，尿液、大便的性状也会发生变化。

3 运动

运动与排泄有很大关系。例如，运动量少或长期保持卧姿时，肠的蠕动会减缓，容易引起便秘。

4 精神因素

排泄虽然是一种生理现象，但它与人的精神、心理状况有着密切的关系。生气、不安、紧张、过度担心等，容易引起排泄运动的加快，导致腹泻或尿频；相反，恐惧、惊吓、忧虑、沮丧、羞涩等，容易造成便秘或排尿困难。因此，照护人员应充分注意观察老人的排泄状况，精心照顾排泄障碍的老年人。

5 环境因素

排泄还受到场所、器具、照护人员的服务态度及护理水平等的影响，一般第一次在床上使用便盆或导尿管来排泄时，老年人往往会产生很多顾虑。另外，如果使用不干净、不方便或冰冷的排泄器具，往往会抑制排尿感或排便感。还有，照护人员的言行以及服务态度也会影响排泄，造成排泄障碍。因此，创造一个干净、舒适的环境，让老年人无所顾虑地进行排泄，是排泄照护的最基本条件。

（三）老年人排尿异常的观察

1 观察排尿的次数和量

（1）多尿　是指每日排尿量超过2500ml，伴有口渴，主要见于老年人糖尿病、肾脏疾病、内分泌疾病（如尿崩症）等。夜尿增多指夜间排尿次数增多，尿量达到或超过白天的尿量，常见于老年人心脏或肾功能不全。老年人慢性肾盂肾炎、前列腺肥大的早期症状也是排尿次数增多，特别是夜间出现尿频。

（2）少尿　是指每日排尿量少于400ml。常见于老年人充血性心力衰竭、肝硬化、慢性肾功能不全、尿路阻塞等疾病。

2 观察尿液的颜色

正常尿液呈淡黄色至深褐色，澄清透明，没有恶臭味，但如果放置过久，颜色可加深并逐渐变混浊，并出现氨味。如果饮水量超过正常，或食物中蛋白质增加时，尿量也随之增加，且尿液的颜色变淡。当外界温度升高或剧烈运动时，大量水分随汗液排出，尿量随之减少，尿液的颜色变深。当吃富含胡萝卜素的食物或服用核黄素药物时，尿液颜色会变黄。同时注意观察老人尿液是否有红色、酱油色等改变，这些有可能是疾病原因所致，需要立即前往医院就诊。

（四）老年排便异常的观察

1 观察排便的次数和量

成人每日排便 1~2 次，平均量为 100~300g。排便的多少根据食物摄入量及种类、液体摄入量、排便次数和消化器官的功能状况而不同。进食细粮及肉食为主者，粪便细腻而量少；进食粗粮、大量蔬菜者，粪便量大。若老人每天排便超过 3 次或每周少于 2 次，为排便异常。

2 观察排便的颜色和性状

正常成年人的粪便呈黄褐色，柔软成形，与直肠的形状相似，含少量黏液，有时伴有未消化的食物残渣。粪便的颜色与摄入食物的种类有关，如摄入含叶绿素丰富的食物时，粪便可能呈绿色；摄入血制品、肝类食物时，粪便呈酱色；进食含有铁剂的药物后，大便会呈黑色。特别要注意观察老年人大便中是否伴有鲜血，或是否有咖啡样、柏油样大便的排出，如果有上述异常改变，则需要立即就医诊断。

3 观察排便的气味

大便的气味与老人进食的食物种类有关。如食肉多者，臭味浓厚；食糖多者，容易发酵，发出浓酸味。严重腹泻的老年人因未消化的蛋白质与腐败菌作用，粪便呈碱性反应，气味极恶臭；消化不良者，因乳糖类未充分消化或吸收脂肪酸产生气体，使粪便呈酸性反应，气味为酸败臭。

（五）老年人排泄照护的原则

1 安排规律的排便时间

　　良好的排便习惯是建立在稳定的生活规律基础之上的。老年人应养成早睡早起、三餐固定的生活习惯。符合生理要求的排便时间应该是在早起或早餐后，食物经过一昼夜的消化、吸收，形成粪便储存在乙状结肠，清晨起床后稍事活动易产生排便反射。若清晨起床后饮用一杯温水，不但有利于清洗肠胃，还可以促进肠道蠕动，从而产生便意，促进排便顺畅。

2 安排合适的排便环境

　　环境是影响排便的心理因素之一，要为老年人创造一个独立、隐私、宽松的环境。能够行走和乘轮椅的老年人，应尽量如厕排便。对不能如厕、需要在床上排便的老年人，在照顾中要做到周到、耐心。

3 采取舒适的排便姿势

　　（1）蹲位排便　蹲位是最佳排便姿势，因为下蹲时腹部肌肉受压，使腹腔内的压力增加，可促进粪便排出，但是如果老年人患有高血压、心脏病，则应避免采取蹲位排便，以免老年人下蹲时间过久导致血压的改变或加重心脏负担而发生意外。因此，老年人采取蹲位排便的时间不要过久，起身要慢。起身时可借扶托物以支撑身体，或由照护人员在旁扶助。

（2）坐位排便 蹲位排便容易使粪便顺利排出，但较费力，且易疲劳，对体力较弱的老年人常难以坚持，因此，老年人宜采用坐位排便，排便时身体向前倾斜，有利于增加腹压，促进排便。老年人排便时，应经扶持在便桶上坐稳，手扶于身旁的支撑物（栏杆、凳子、墙壁等），以便排便后能够助力起身。同时，照护人员应叮嘱老年人便后起身速度要慢，以免摔倒。

（3）卧位排便 根据老年人的身体状况及活动能力，体弱或因病不能下床排便的老年人，需要在床上使用便器排便，如果情况允许，可抬高床头 30°～50°，扶老年人取半卧位排便。

（六）协助老年人进行排泄照护

1 沟通

询问老年人是否有便意，提醒老年人定时排便。

2 放置便盆

（1）仰卧位放置便盆法 照护人员协助老年人取仰卧位，掀开下身盖被折向远侧，协助其脱下裤子至膝部。叮嘱老年人配合屈膝抬高臀部，同时一只手托起老年人的臀部，另一只手将一次性护理垫垫于老年人臀下。再次要求老年人配合屈膝抬高臀部，同时一只手托起老年人的臀部，另一只手将便盆放置于老年人的臀下（便盆窄口朝向足部）。为防止老年人排尿溅湿盖被，可在会阴上部覆盖一张一次性护理垫。为老年人盖好盖被。

（2）侧位放置便盆法 对于腰部不能抬起的老年人，可采用侧卧位放置便盆法。照护人员将老年人的裤子脱至膝部，双手扶住老年人的肩部及髋部翻转身体，使老年人面向自己呈侧卧位，掀开下身盖被折向自己一侧，暴露臀部，将一次性护理垫垫于老年人腰及臀下，再将便盆扣于老年人臀部（便盆窄口朝向足部），协助老年人恢复平卧位。在会阴上部覆盖一次性护理垫。为老年人盖好盖被。

（3）撤去便盆　老年人排便后，照护人员一手扶稳便盆一侧，另一手协助老年人侧卧，取出便盆放在地上。取卫生纸为老年人从前至后（会阴部至肛门）擦净肛门。必要时用温水清洗肛门及会阴部并擦干。撤去一次性护理垫。

（4）整理用物　协助老年人取舒适卧位，穿好裤子，整理床单位。必要时协助老年人洗手。开窗通风，观察、倾倒粪便。冲洗消毒便盆，晾干备用。

温馨提示

排便护理

1. 合理膳食

2. 适当运动

3. 规律排便

4. 生活习惯

5. 心理放松

6. 排泄习惯

（吴　玲　李燕燕）

三、居家老年人清洁照护技术

（一）居家老年人口腔清洁照护技术

1 为老人实施口腔清洁的意义

老年人口腔内部存有大量正常菌群和部分致病菌群，若口腔清洁效果不佳，容易导致老人发生口腔疾病，例如口臭、口腔局部炎症、溃疡以及其他合并症等。

2 为卧床老年人清洁口腔

（1）操作流程

1）准备工作　了解身体状况能否配合口腔清洁，用手电筒检查口腔黏膜有无损伤、义齿等。

2）摆放体位　协助老年人取侧卧位或平卧位，头偏向一侧，面向照护人员，将毛巾铺在老年人颌下和胸前；棉球放在治疗碗中用清水浸湿，把弯盘置于老人口角边。

3）观察口腔　照护人员叮嘱老年人张口，左手持压舌板，伸入老年人口腔并向下压舌体，右手持手电筒照射老年人口腔，观察老年人口腔内有无牙龈出血、感染等情况。

4）擦拭口腔　照护人员双手各执一把镊子，左手镊子夹取浸湿的干净棉球，两只镊子拧棉球至不滴水为宜；告诉老年人张口，右手用镊子夹紧棉球进行擦拭，每个棉球擦拭口腔一个部位。擦拭顺序为：①擦拭口唇，牙齿咬合，擦拭牙齿外侧面（由内而外纵向擦拭至门齿）；②张开口腔，分别擦拭牙齿各内侧面及咬合面，轻轻按压牙龈，分别擦拭两颊；③逐步擦拭上颚、舌面以及舌下；④再次张口，检查口腔是否擦拭干净。

5）整理用物　用毛巾擦净老年人口角水痕，清点棉球数量。撤去用物。必要时为老年人口唇涂擦润唇油。清点棉球数量。使老年人躺卧舒适，洗手。

3 为老年人清洁义齿的方法

将义齿泡在冷水或 1%~3% 小苏打溶液中。低浓度小苏打溶液可以控制义齿上的真菌繁殖。可以使用软毛牙刷来刷洗。因硬毛的牙刷会磨损义齿树脂，牙膏内的研磨剂会划伤假牙，滋生菌斑。因此，要选用软毛牙刷轻刷，缝隙处可以使用牙线。

4 老年人口腔清洁注意事项

（1）口腔卫生提倡"三三制"，即每天刷牙三次，餐后三分钟刷牙，每次刷牙时间三分钟。

（2）不能自理的老年人，由照顾者协助完成口腔清洁。

（3）佩戴义齿的老人，晚上睡前将义齿取出刷洗干净，用生理盐水浸泡，切勿用热水或酒精浸泡，以免义齿变形和老化。

（4）每日做叩齿运动可促进牙齿的健康。

（5）为卧床老年人擦拭口腔，擦拭时需要用镊子夹紧棉球，每次一个，防止棉球遗留在口腔内。棉球不可过湿，以防老年人将溶液吸入呼吸道。老人每次张口擦拭时间不可过长，应以 20~25 秒为限；擦拭上颚和舌面时，位置不可以太靠近咽部，以免引起老年人恶心与不适。尤其注意昏迷的老年人禁忌漱口，必要时使用张口器，张口器应从臼齿处放入；牙关紧闭者不可暴力助其张口。

（6）老年人牙齿稀松、牙缝变宽，进食后牙缝容易嵌塞食物残渣，有时仅靠刷牙难以解决问题，此时，合理使用牙签或牙线也是一种很好的洁牙方法。

（二）居家老年人皮肤清洁照护技术

1 为老年人实施皮肤清洁的意义

皮肤是人体的天然外衣，具有温度觉、触觉、痛觉等感觉功能，还具有分泌皮脂和汗液的功能。随着年龄的增加，老年人皮层开始变薄，表皮和真皮的接触面积大大减少，对于表皮机械性屏障以及免疫功能具有直接影响。因此，需要对老年人实施皮肤清洁，防止皮肤病的发生。

2 卧床老年人的皮肤清洁

（1）关闭门窗，注意老人的隐私保护，调节室温在 22~26℃，按需给予便盆。

（2）脸盆内倒入热水 2/3 满，调节水温至 40~45℃。

（3）擦拭顺序：为老人擦拭脸部、颈部；清洗上肢和胸腹部；为老人脱下衣服，在擦拭部位下面铺上毛巾或被单，按顺序擦洗双上肢和胸腹部；协助老人侧卧，清洗双手；擦洗颈、背和臀部，协助老人侧卧，背向照护人员，依次擦洗后颈、背部和臀部，并用 50% 乙醇按摩背部及受压部位，完成后换上干净衣物；擦洗双下肢、踝部，清洗双足；擦洗会阴部。

（4）观察皮肤压疮情况，必要时，在骨骼隆起部位用 50% 乙醇按摩。

（5）整理床单位，清理用物，开窗通风。

3 老年人皮肤清洁的注意事项

（1）勤洗澡，勤换衣服，保持皮肤的清洁与健康。

（2）老人洗澡时，调节室温至 22~26℃，水温以 38~42℃为宜。水温过低容易着凉；水温过高，皮肤毛细血管扩张，导致机体重要脏器供血不足，容易诱发心脑血管意外。

（3）老人洗澡时间不宜过长；避免空腹、酒后或饱餐时洗澡。

（4）体质虚弱的老年人独自洗澡时，要随时询问，防止意外的发生。

（5）活动受限的老年人应由照顾者协助完成床上擦浴。

（6）洗澡宜选用刺激性小的浴液或碱性小的香皂，冬秋季气候比较干燥，洗澡完毕涂抹润肤霜，避免皮肤过于干燥引起皮肤瘙痒。

温馨提示

缺牙的危害

1. 加速面容衰老

2. 加速牙齿脱落

3. 诱发老年痴呆

4. 影响咀嚼消化

5. 说话漏风

6. 吃饭不香

四、居家老年人睡眠照护技术

（一）老年人睡眠特点

老年人的正常睡眠与青壮年时不同。由于老年人的生理节律发生改变，其睡眠特点表现为：睡眠浅而且容易惊醒，夜间有效睡眠时间减少；白天打瞌睡时间增多；睡眠时间比较早，早睡早起；睡眠适应能力降低。

（二）影响老年人正常睡眠的原因

1 疾病因素

老年人常因高血压、糖尿病等慢性疾病从而导致睡眠障碍。

2 生理因素

由于老年人褪黑素分泌减少，导致深度睡眠时间缩短，引起睡眠障碍，进而出现睡眠质量下降。

3 社会心理因素

如老年人不愿意主动参加集体活动，逐渐脱离社会，可能产生孤独、落寞等情绪，从而出现失眠。或者老年人对自身疾病过分担忧，精神压力过大，容易处于焦虑和抑郁状态，从而导致睡眠障碍。

4 生活习惯和环境因素

老年人生活习惯的改变等也会影响其睡眠状态，或者生活环境噪音较大等，均可导致睡眠紊乱。

（三）睡眠障碍老年人的睡前准备

1 创造舒适的睡眠环境

保持室内通风良好，温湿度适宜，减少干扰。每天室内开窗通气 2 次，每次 20 分钟。室内温度冬天以 18~22℃为宜，夏天可稍高一些，以 25℃为宜。最佳湿度为 50%~60%。

2 选择适当的床铺

老年人多伴有骨关节疾病，应选择睡硬板床，床褥宜柔软、平坦、清洁，厚薄适中。枕头高度适宜，以将头放在枕头上压缩至 6~8cm 为宜。对于有睡眠呼吸暂停的老年人，选择合适的枕头尤为重要。

3 选择合适的体位

让老人采取正确的睡眠姿势，以右侧卧位为宜，有腰疼或关节痛的老人，要确保身体在充分放松和舒适的睡眠环境中。右腿稍微伸直，左腿稍弯曲，头和身体略向前倾。这样不仅有利于肌肉松弛，消除疲劳，帮助胃内食物向十二指肠蠕动，还能避免心脏受压，促进睡眠。如右侧卧位时间过久，可调换为仰卧，舒展上下肢，伸直躯干。勿将手压在胸前，不宜抱头枕肘，下肢避免交叉或弯曲，使气血通畅，全身肌肉放松，呼吸平稳，提高睡眠质量。

4 诱导睡眠

睡前可协助老人用热水泡脚、按摩头部、清洁口腔、清洗会阴、洗温水浴等，从精神和身体上给予老人一种满足、放松的感觉。

（四）睡眠障碍老年人的生活调整

1 生活调理

首先让老人睡前情绪稳定，避免喝浓茶、浓咖啡等兴奋性饮品，避免跑步打球等剧烈运动。不要让老人在睡前进食，晚餐要在睡前2小时进行，宜少不宜饱，以清淡饮食为主。睡前30~60分钟，室内要通风换气，铺好被褥，调好枕头的高度。

2 正确地进行午睡

老年人午睡的时间最好在一个半小时左右，时间过长反而会导致醒后全身不舒服而更加困倦。午睡时间一般在饭后30分钟开始，不宜饭后立即入睡，以免影响全身和大脑的供血，导致睡后会更加疲劳。

3 调整生物钟

老年人每天应尽量在户外度过黄昏时光，在太阳还未下山时就去户外散步、种植花草等，使身体能感受到阳光而推迟困倦的感觉；而清晨则应避免光线的刺激，清晨外出散步应戴太阳镜。让老年人的生物钟与自然周期尽可能地同步，使睡眠与夜晚同行。

4 尽可能满足老年人的睡眠习惯

由于老年人的生活环境、文化背景不同，长期形成的睡眠习惯也各异。就寝前，有些老年人喜欢吃点心或热饮料；有些喜欢看电视、听收音机或阅读书报等。只要身体状况或病情许可，应尽量尊重老年人的睡眠习惯和睡眠体位，特殊情况下，即使对生活不利，也不要强迫纠正。

（五）睡眠障碍老年人的心理调适

照护人员要耐心倾听老人对自己心理和病情的叙述，了解他们内心的痛苦、不安和苦恼，并给予充分的理解与同情。设法帮助老人解决日常生活中发生的困难，使老年人有依赖感和安全感，与老人建立互相信任的关系，帮助老人稳定情绪，消除顾虑，使其保持平衡的心态，以促进老年人的睡眠。给予老人适当的心理指导，具体措施如下。

有些老人睡眠障碍是因心理冲突与人际关系紧张所致，比如子女间、婆媳间及夫妻间关系紧张等，可以指导老人掌握一些改善人际关系的技巧，如用心、平等地与他人交流，改变不良的人际交往方式。同时也要告诉家属，要了解老人的个性特点、文化程度，尊重老人，改善人际关系。成功的心理疏导可以使老人离开药物治疗，达到恢复正常睡眠的状态，这是我们所期盼的结果。

（六）睡眠障碍老年人的运动指导

适当的运动可以促使大脑内生成一种令人镇静和舒适的物质，即内啡肽。运动可以使失眠老人加快入睡，并延长深睡眠的时间。这里要注意的是，运动不能过于疲劳，一定要在医生的指导下，根据老年人自身的身体状况，选择合适的运动时间和运动方式。通常情况下，老人每天下午快步走 30~60 分钟，加上睡前泡澡或洗脚，可以帮助入眠。在非睡眠时间，指导老年人多参加体育活动，如游泳、打太极拳、跳交谊舞等，使老年人放松身心。

（七）睡眠障碍老年人的放松训练

1 渐进式肌肉放松训练

美国学者霍夫曼（Hoffman）提出肌肉松弛活动练习：环境要清静，并采取自然轻松的姿势，使全身肌肉放松，闭上双眼，做深呼吸，脑海里呈现一幅宁静的图画，并在每次呼气时重复一个对自身有特殊意义的词或字，如"安静"。在上述活动时，按顺序放松全身肌肉，自足部开始至头部，反复进行，每次 15~20 分钟；结束后静坐数分钟。

2 音乐催眠

睡前，听一段柔和、舒缓的音乐对加快入睡有一定的效果。轻松的音乐有安抚、放松身心的作用，可使心情舒缓，安然入睡。

（八）睡眠障碍老年人的药物治疗

当以上非药物治疗方法均不能达到预期的效果时，需要同时配合药物治疗，但由于老年人对促睡眠药物较敏感，因此，用药时要在专业医生的指导下进行正确用药。同时，对于医生开具的药方，也要尽量使用单药治疗，在停药过程中应该逐步减量停药，避免快速停药而引起的失眠反弹。在治疗期间，要严格遵循医护人员的指导，及时、正确服药。

温馨提示

老年人改善睡眠的方法

1. 睡前饮一杯热牛奶

2. 睡前不剧烈运动

3. 勿暴饮暴食

4. 睡前洗热水澡

5. 房间内不放置有刺激气味的物品

（兰　丁　李燕燕）

五、居家老年人的造口护理技术

（一）造口照护意义

造口即消化系统或泌尿系统疾病引起，需要通过外科手术治疗对肠管进行分离，将肠管的一端引出到体表（肛门或尿道移至腹壁）形成的一个开口。其功能是排泄粪便或尿液，达到行肠道减压、减轻梗阻、保护远端肠管的吻合或损伤的目的，可促进肠道、泌尿道疾病的痊愈，甚至挽救老年人的生命，同时也改变了老年人的躯体功能、心理功能和社会功能。

（二）老年人造口术后的注意事项

1. 注意个人卫生，保持造瘘口清洁干燥。做好造瘘口周围皮肤护理，要仔细观察造瘘口周围的皮肤有无红、肿、疼痛等造瘘口皮炎的表现。一旦发现造瘘口皮炎，需要用造口粉，局部涂擦 10~15 分钟，待造口粉完全吸收后，将皮肤清理干净再贴造瘘袋。必要时涂氧化锌软膏保护皮肤。

2.在更换造口袋时，务必选择合适的造口器具，最好选择透明、无过滤装置的造口袋，以便于观察和及时发现异常变化。

3.老年人应穿着宽松、舒适、柔软的衣服，以免衣着过紧引起造瘘口摩擦出血。

4.造口术后睡的床铺应随时保持松软、清洁、平整、干燥，无渣屑，如果被服被污染，要及时更换。

5.饮食要均衡，摄入的食物应多种多样，进食易消化的食物，少食粗纤维多、易产气或刺激性强的食物。进食时宜细嚼慢咽、少说话，以减少吞咽入空气。

6.训练造口术后老人定时排便的习惯，如定时排便条件反射的训练、造口灌洗的训练、饮食调节的训练等，形成规律的排便习惯。

7.一般造口手术后半年就可以恢复工作，但应避免重体力劳动和撞击类运动，如打篮球、踢足球等，避免弯腰运动增加腹压。可以选骑自行车、慢跑等锻炼项目，但要适当掌握活动强度。可正常参加社交活动，并随身携带常用的止泻药和抗生素等。

8.如果护理不当，会出现大便溢出、孤独、自我形象紊乱等。因此，要做好心理护理，针对老年人不同心理变化过程阶段，采取相应的干预措施，帮助老年人重拾自信，过上"正常人"的生活。

（三）造口老年人的皮肤变化

1 造口的观察要点

（1）颜色　正常造口外观黏膜应呈健康且富有生机的红色或粉红色，如同口唇内侧的色泽，表面光滑湿润。当造口外观花白时，提示患者血红蛋白过低；若颜色青紫、暗红甚至发黑，说明造口缺血，应及时通知专业的医务人员处理。

（2）水肿情况　术后初期造口会出现水肿，此时不必特殊处理。随着时间推移，造口会逐渐缩小，颜色变淡，如无明显消退，应与专业的医务人员联系，进行处理。

（3）造口大小及形状　造口形状为圆形、椭圆形或不规则形。应使用造口测量板测量造口大小，并记录其形状，记录时可用图形表示，要做到心中有数，以便选用合适的护理用品。

（4）排便情况　注意观察老年人排便情况，如发现排便困难、造瘘口有狭窄等情况，及时报告专业的医务人员处理。

（5）排泄物情况　造口排气说明肠蠕动恢复，随着时间的推移，排泄物从稀薄转变为固体状，排泄次数从较多次逐渐减少。注意观察排泄物的颜色、性质和量。

2 造口周围皮肤的观察

观察造口黏膜与皮肤缝合线有无分离、化脓及皮肤黏膜对缝线有无变态反应等情况。造口周围皮肤必须完整、无损、平坦，其颜色与毗邻皮肤一致，如出现潮红、皮疹或破损等，要查找各种因素，综合分析、判断，及时对症处理。

（四）造口老年人造口袋的选择

1. 根据造口袋的设计可分为一件式造口袋和两件式造口袋。一件式造口袋通常是一次性的，可有剪定的开口，简单易使用。两件式造口袋的袋子与底盘可分开，不用撕开底盘更换袋子，使用方便，可以更好地保护造口周围皮肤。

2. 在选择合适的造口袋时，应不仅能容纳体积和性状不同的排泄物，还应能有效地防止排泄物外漏，防止异味。

3. 要根据个体情况和审美爱好、经济能力，选择合适的造口袋。

（五）造口老年人造口袋的更换

1 准备用物

纱布、纸巾、温水（35~37℃）、垃圾袋、造口用品（测量尺、剪刀、护肤粉、防漏膏、保护膜等）、造口袋、脸盆、便盘、治疗巾。

2 操作流程

（1）准备工作　环境整洁、安静、舒适，光线适中，温湿度适宜。操作者服装清洁，洗净双手；协助老年人平卧于床上。

（2）沟通检查　操作者向老年人解释操作的目的，以取得老年人的配合。

（3）摆放体位　协助老年人取舒适体位，暴露造瘘口的部位，造口处的身下铺治疗巾，垃圾袋放于造口袋下。

（4）摘除造口袋　操作者站在造口一侧，将底盘连同造口袋自上而下一同摘除。注意动作要轻柔，一手按压皮肤，一手轻揭造口底盘，由上而下慢慢摘除，防止损伤皮肤。摘除后将造口袋闭合粘贴，减少异味。

（5）清洁造口及周围皮肤　用纱布蘸温水浸湿后由外向内轻轻擦洗造口，然后用同法由外向内清洗造口周围的皮肤，用干纱布或纸巾吸干皮肤上的水分，保持造口及周围皮肤清洁、干燥。

（6）观察造口及周围皮肤　若是皮肤出现过敏现象，应更换造口产品；如果发生粪水性皮炎，应对症使用造口护肤粉，并配合使用皮肤保护膜，不影响造口底盘的粘贴使用。

（7）粘贴造口袋　使用造口测量尺测量造口大小，注意需测量造口根部大小。造口粘贴中心孔径剪切合适，避免过大或过小。然后揭去贴在底板上的保护纸，对准造口粘贴，一手轻轻按压造口边上的底板，另一手用纱布轻放在造口处，避免按压时分泌物溢出影响造口底板的粘贴，粘贴时由下而上粘贴、由内向外顺时针按压加固，造口袋开口向下。如为两件式造口产品，应将开口端闭合后再与底板扣合，并仔细检查扣合是否紧密，一定要确保安装牢固。

（8）整理用物　将粪便倾倒于厕所内，用清水清洗造口袋。撤去用物。协助老年人躺卧舒适，洗手。

（六）造口袋更换注意事项

1. 一件式造口袋 3~5 天更换一次，两件式造口袋 5~7 天更换一次，若出现渗漏现象随时更换。

2. 换下来的造口袋扔进垃圾箱内，不能直接扔在马桶内。

3. 餐后 2~3 小时内不要更换造口袋，此时肠蠕动比较活跃，更换时容易出现排便。造口袋中的粪便超过 1/3~1/2 时就要排放或更换。

4. 泌尿造口老年人应定期排空造口袋，造口袋尿液超过 1/3~1/2 时，应及时排放。在更换造口袋前 30 分钟减少饮水，操作时避免尿液流到皮肤上。

5. 更换造口袋最好选择在清晨未进食之前，避免更换过程中尿液流出影响造口袋的粘贴及稳固性。

6. 清洁造口及周围皮肤时，不能用力过大以免损伤造口黏膜而引起出血，勿用含酒精、碘酒、化学制剂的湿纸巾或其他清毒液清洗。

7. 造口底板裁剪大小应以造口的大小和形状为标准，再加上 0.2cm 左右，让造口有一定的活动余地。裁剪大小合适后，用手指将底板的造口圈磨光，以防裁剪不整齐的边缘损伤造口黏膜。

温馨提示

"造口人"的健康生活方式

1. 饮食：均衡饮食，保持大便通畅、少量多餐、增强营养，少吃产气、致稀粪、产臭味食物。

2. 运动：避免弯腰活动，避免举重运动，警惕造口旁疝，必要时使用腹带。

3. 沐浴：使用防水胶布固定或者除去旧袋，造口周围皮肤可用温和的肥皂清洁。

4. 服装：宽松、舒适、柔软，避免过紧、窄，压迫造口。

5. 旅游：带足造口袋，及时更换，劳逸结合，警惕造口旁疝。

（廖世英）

第六章 | 居家老年人常见慢性病护理

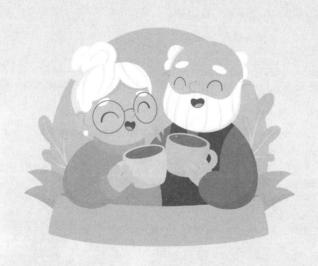

一、居家老年人高血压的护理

（一）老年性高血压的定义

老年性高血压是指年龄大于 65 岁，血压值持续 3 次或不同 3 天超过标准血压诊断标准，即收缩压 ≥ 140mmHg 和（或）舒张压 ≥ 90mmHg 者。老年高血压表现在收缩压与舒张压脉压差较大，以收缩压升高为主，具体高血压分级见表 6-1。

表 6-1　高血压分级

血压类别	收缩压（mmHg）	舒张压（mmHg）
正常血压	< 130	< 85
正常高值	130~139	85~89
轻度高血压（1 级）	140~159	90~99
中度高血压（2 级）	160~179	100~109
高度高血压（3 级）	≥ 180	≥ 110

高血压主要与遗传、不良的生活方式、饮食习惯、肥胖、长期精神紧张等原因有关。如长期过多的高钠低钾饮食（钠摄入量大于 6g，钾摄入量少于 3g），长期过量饮酒，动物油脂摄入过多，含有反式脂肪酸的食品摄入过多（人造奶油食品、各类西式糕点、巧克力、咖啡伴侣、速食食品），含钠含糖饮料摄入过多；劳逸不当，作息不规律，长期熬夜，大量进食方便美食，久坐不动；长期的精神紧张、激动、焦虑等，都会引起高血压的发生（图 6-1）。

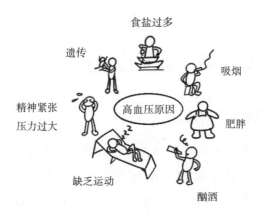

图 6-1　高血压病的原因

（二）老年性高血压的表现和特点

老年人的高血压，早期缺乏特殊临床表现，常见表现有头晕、头痛、心悸、疲劳、失眠等。老年性高血压并发症与合并症多，容易引起心、脑、肾的合并症，如心绞痛、心肌梗死、脑卒中、肾功能不全等，也是高血压老年人致残、致死的主要原因，因此一定要重视老年性高血压（图 6-2）。

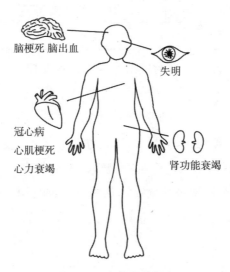

图 6-2　高血压的危害

老年性高血压血压波动大，主要表现为活动时增高，安静时较低；冬季偏高，夏季偏低；在情绪激动、体位变化、寒冷刺激等时，血压的波动幅度变大，血压升降变化明显。因此，老年高血压患者要注意加强自我的心理调适，尽可能保持情绪稳定，日常注意体位的改变，起床前，醒来睁开眼睛后，应继续平卧半分钟，再在床上坐半分钟，然后坐在床沿，双腿下垂半分钟，最后才下地活动。早上走半小时，中午睡半小时，晚上散步半小时，具体见图 6-3。

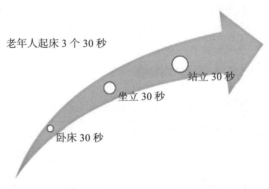

图 6-3　老年人起床方法

（三）老年人如何正确监测血压

人的血压在一天之中是不停波动和变化的，不同的状态下，血压的值不同，运动、进食、激动、紧张等情况血压会升高，睡眠、吸烟、饮酒则会使血压下降。因此，要学会正确检测血压。

在测量血压时，有许多因素都会影响血压的值，因此，老年人在测量血压时要注意以下几点。

1. 避免在运动、进食、激动、紧张的情况下进行测量。

2. 在测量的时候不要反复进行测量，如果需要反复测量，2 次测量之间间隔 3~5 分钟。

3. 每天测量血压时做好四定，即定时间、定部位、定体位、定血压计。

（1）定时间　因为每个时间段的血压值不同，夜间最低，6∶00~10∶00 和 16∶00~20∶00 点是血压最高点，因此，最好每天同一时间测量血压，以更好监测血压波动情况。

（2）定部位　因为左右胳膊的血压值有约 10mmHg 的差值，同时胳膊和腕部的测量结果也不一样，因此，测量的部位尽可能不变。

（3）定体位　因为不同体位下血压值有误差，如床上侧身躺着测量时会出现血压偏低的情况，所以尽可能平躺或者是坐位的时候测。

（4）定血压计　因为每个血压计都存在一定误差，尽可能同一个血压计测量，以相对精确地监测血压值。

5.记录特殊情况（吃饭、活动、情绪紧张等）和夜间血压，以观察血压的日夜变化，为后期的血压的科学管理提供有效的依据。

（四）高血压老年人的科学饮食

高血压老年人要合理膳食，采用低钠、低脂、低胆固醇、低糖饮食，多吃蔬菜和水果，多吃纤维素食物。

1.每人每日食盐以不超过6g（一啤酒盖）为宜，或折合酱油5~10ml。尽可能不适用腌菜、腌肉等含盐量很高的食物。

2.多食用富含叶酸和维生素B_{12}的食物，适当补充蛋白质。以低脂牛奶、鱼类、禽类、瘦肉为主，限制动物脂肪的摄入，脂肪供给量每日40~50g即可，胆固醇每天应限制在300mg以内，宜选含维生素E和亚油酸较多的豆油、菜油、花生油、芝麻油，忌食动物内脏、脑髓、肥肉、贝类、动物脂肪等。

3.可选用具有降脂的食物，如山楂、香菇、大蒜、洋葱、海鱼、绿豆等。

4.饮食中宜摄入含钾高的食物，如西红柿、菠萝、香蕉、橘子等蔬菜和水果。

5.多食含钙丰富的食物，如牛奶、鱼类、虾类、核桃、红枣、木耳、紫菜等，以达到预防骨质疏松、降脂降压的目的。

6.多吃粗粮、杂粮，多吃蔬菜和水果，尤其是白菜、空心菜、芹菜等绿叶蔬菜。

（五）高血压老年人的活动

高血压老年人应根据自身的年龄、病情选择合适的锻炼方式、运动量。

1 运动强度

中低强度的运动最好。可以通过监测运动后心率选择正确的运动强度。对于中老年人，比较简单的估计方法为：170- 年龄 = 最大运动心率，比如一位老人的年龄是 70 岁，则运动后心率以不超过 100 次 / 分为宜。运动时可以连贯的说话、哼歌，运动后以不头晕、不心慌气短、不非常疲劳为度。如果运动结束 1 个小时后心率还是快于平时，或运动后晚上难以入睡，或第二天过于疲乏不易醒来，则说明运动强度过大，应适当调整。

2 运动的频率和持续时间

每周 3 次的运动频率被认为是能够降低血压的最低频率。一次运动的持续时间基本上在 30~60 分钟为宜。

3 运动的方式

根据个人喜好，选择合适的方式，如散步、气功、太极拳、广播操、跳舞、游泳、骑自行车、体操等活动，运动时从小运动量开始，循序渐进。

（六）高血压老年人如何进行烟酒控制

高血压老人要充分认识戒烟限酒的重要性，并付诸行动。

烟草中所含的剧毒物质尼古丁能使心率加快、血管收缩、血压升高，同时吸烟的高血压病患者，对降压药物的敏感性降低，因此，常规剂量药物治疗的效果及满意度欠佳，以至不得不加大用药剂量，以致增加了用药的风险。

喝酒对血压的影响是非常大的，酒精会先引起血压下降，后引起升高血压，引起血压在体内产生过大的波动，对人体健康造成重大影响。因此，对于高血压的老人，尽可能戒酒或少量饮酒，根据高血压防治指南，应控制每天饮酒限制在男性40g、女性20g，即乙醇不超过30ml/d，相当于啤酒720ml/d。

（七）高血压老年人的科学用药

1. 患有高血压的老年人要坚持服药，不能随意减少药物剂量、停药、换药。

2. 注意药物之间的相互作用、药物和食物的相互作用，用药期间如有不适，如头晕、恶心、呕吐、全身乏力等，应立即告知社区的家庭保健医生或到医院就诊。

3. 服药时仔细核对药物的名称、规格（一片的药量）、厂家、有效期等信息。对药物不能良好控制血压的情况下，应及时进行就医检查，在医生的指导下进行药物的更换和调整。

（八）高血压老年人的病情监测

1. 老年人及家属或主要照护者应熟悉疾病相关的知识，并学会血压的正确测量、正确记录的方法，可参考表6-2，当收缩压超过200mmHg，应及时与医生联系给予必要处理。

表6-2　血压监测记录表

日期	时间	舒张压（高压）	收缩压（低压）	脉搏
	早			
	晚			
	其他情况			

2. 严密观察有无高血压并发症发生，有无突然胸骨后疼痛等心脏受损的表现，如发现血压急剧上升的老年人有头痛、呕吐等症状，应考虑高血压脑病或高血压危象的可能，应立即卧床休息，抬高床头，紧急呼叫"120"，及

时抢救治疗。

3.注意有无水肿及尿量的改变，以便及早发现肾功能衰竭，防止低血压反应，日常活动改变体位时动作宜缓慢。

（九）高血压老年人的心理调适

高血压老年人由于病程较长，易出现焦虑、抑郁情绪，因此，心理调适对于减少由于情绪波动而引发的血压变化显得尤为重要。

1.家属或照护者应仔细了解老年人生活、工作、病情及思想方面的情况，耐心、热情、有针对性地进行心理疏导，减轻老人思想负担。

2.当老年人出现不良情绪时，可使用音乐、缓慢呼吸、赏花、书画、垂钓等方法进行自我调节，保持乐观情绪，学会对健康有益的保健方法，消除紧张情绪，保持体内环境的稳定，达到治疗和预防高血压的目的。

3.参加医院及社区组织的"老年人高血压健康俱乐部"等活动，学习并巩固与高血压疾病相关的知识，并鼓励患者之间交流治疗经验及排解负性情绪的方法。

温馨提示

健康的四大基石

1.合理膳食

2.戒烟限酒

3.适量运动

4.心理平衡

（李燕萍）

二、居家老年人糖尿病的护理

（一）老年性糖尿病的定义

糖尿病是一组因胰岛素分泌绝对或相对不足及靶细胞对胰岛素敏感性降低，引起以血糖升高为主，伴有蛋白质、脂肪、水与电解质等代谢紊乱的全身代谢性疾病。其发病率随年龄增长而增高，老年性糖尿病多为 2 型糖尿病。

总的来说，老年性糖尿病除了与遗传因素有关外，还与一些环境因素密切相关，如肥胖、热量摄入过多、体力劳动强度不足、生活方式改变等。此外，老年人因身体衰弱、经济来源减少和生活质量下降而产生心理压力，在糖尿病的发生与发展中也可能起一定作用。

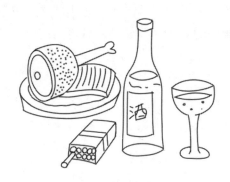

图 6-4　糖尿病病因

（二）老年性糖尿病的主要症状

1 起病隐匿且症状不典型

老年性糖尿病少有多饮、多尿、多食及体重减轻的症状，多数老人仅在体检或其他疾病检查时发现血糖和尿糖高于正常范围。发病形式多样化，常表现为疲乏无力、尿频、皮肤瘙痒、视力障碍等。

2 并发症多且严重

老年性糖尿病常以并发症为首发症状而就诊。

（1）感染 糖尿病极易并发各种感染，如皮肤化脓性感染、泌尿系感染等，老年性糖病合并感染时，常表现为病情重而症状轻，常以感染作为疾病的首发症状出现。

（2）急性并发症 老年性糖尿病以高渗性非酮症昏迷多见，在感染、饮食不当、胰岛素治疗中断、创伤、手术等应激情况下，可突发糖尿病酮症酸中毒。

（3）慢性并发症 老年性糖尿病还易并发各种大血管或微血管症疾病，若累及大中血管时，主要引起冠心病、脑梗死（脑出血较少）、肾动脉硬化、肢体外周动脉硬化等。累及微血管，可引起糖尿病肾病、糖尿病视网膜病变等。

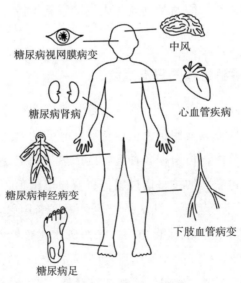

图 6-5 糖尿病的危害

（三）如何确诊老年性糖尿病

血糖是诊断老年性糖尿病的主要依据，也是监测病情变化及治疗效果的主要指标。老年性糖尿病患者有时空腹血糖不太高，而餐后 2h 血糖较高，故需做餐后 2h 血糖或葡萄糖耐量试验才能诊断。若空腹血糖 ≥ 7.0mmol/L 和（或）餐后 2h ≥ 11.1mmol/L 即可确诊本病，对诊断有疑问者，可用口服葡萄糖耐量试验（OCTT）进行确诊。

（四）老年糖尿病患者的心理调适

糖尿病由于病程长，且不能治愈，大多数老年糖尿病患者有不同程度的心理负担，个别老年人极易产生焦虑、孤独、抑郁、恐惧等心理。因此，家属或其他照护人员应给予老年人良好的、足够的心理支持，以热情、诚恳的态度，关心体贴老年人，取得其信任与合作，使居家护理措施得以顺利实施。照护人员应耐心倾听老年人的问题，指导其学会释放压力，采取积极态度对待疾病，保持乐观情绪。同时帮助老年人调动家庭支持力量，及时了解其心理波动情况，满足老年人的心理需求。

（五）老年糖尿病患者的日常饮食

糖尿病老年人及家属需要了解饮食治疗是糖尿病治疗的基础，老年人应长期严格执行。家属或其他照护人员应指导并教会老年人计算每日所需总热量、营养素的热量分配，再根据各种食物的产热量确定食谱。要求老年人定时、定量、按食谱进餐，如按食谱进餐仍有明显饥饿感时，可吃些蔬菜，如黄瓜、西红柿、凉拌青菜等。社区护士也可根据老年患者的病情及经济状况帮助老年人制定个性化的饮食方案。按照碳水化合物 50%~65%、蛋白质 15%~20%、脂肪 20%~35% 的比例制订食谱，按 1/5、2/5、3/5 的比例分配三餐。告知老年人多食蔬菜、水果，限制高胆固醇、高脂肪食物的摄入，戒烟、禁酒。老年人饮食安排可参照如下比例。

1 蛋白质的搭配

　　一般糖尿病老年人每日摄入体内的蛋白质含量应该与正常人大致相当或者略高，避免老人出现负氮平衡的情况。一般成人摄入蛋白质含量应该在 1.15g/（kg·d）左右，肾功能不全的老年人应该根据实际情况减少蛋白质含量。糖尿病老年人可以使用鸡蛋、牛奶以及鱼类等含蛋白质丰富的食物。

2 碳水化合物的搭配

　　碳水化合物能够提高老年人体内胰岛素的敏感性，促进老年人体内葡萄糖充分分解和利用，减轻其肝脏功能的负担。一般糖尿病老年人每日摄入体内的碳水化合物应该保持在 200~350g，老年人可以多食用含有复合碳水化合物的食物，例如杂粮等，加以经常性的锻炼，促进体内糖分消耗，达到降低老人血糖水平的目的，同时，老年人也需要合理控制饮食总量。

3 脂肪搭配

　　糖尿病老年人并发症状包括心脑血管疾病、高脂血症等，而这些症状与老年人体内的脂肪含量有着非常紧密的关系。因此，糖尿病老年人应该注意每日摄入脂肪的总量，少食用动物性脂肪，避免不饱和脂肪酸过多地摄入，老年人平日饮食可以植物油脂作为主要食用油。

4 纤维搭配

糖尿病老年人可以多食用一些富含纤维素的食物，老年人每日摄入的纤维含量应该保持在 20~35g。纤维对于降低老年人体内脂肪含量以及血糖含量有着非常重要的作用，同时，纤维物质还能够促进老年人胃肠道蠕动，提高其消化功能。

（六）老年糖尿病患者的运动

适宜的运动对治疗老年糖尿病具有很好的辅助作用，但不可太过激烈，指导老年人运动以步行、慢跑、登山、游泳、太极拳等有氧运动为主。老年人可用心率来衡量其运动强度，以公式（170– 年龄 = 心率）为衡量标准，运动后的心率应在休息后 5~10 分钟恢复到运动前水平，如运动后 10~20 分钟心率仍未恢复，则说明运动量过大，应调整。指导老年人餐后 1~2 小时运动，且降糖效果好，不宜在饱餐后或饥饿时进行运动。每周锻炼 3~4 次为宜，每次运动时间 30~60 分钟。运动时穿宽松、弹性好的鞋子，随身携带糖尿病卡。老年人运动时还可携带一些糖果，若出现饥饿、心慌、出冷汗等低血糖症状时，应及时服用，如症状不缓解，应立即呼救。

（七）老年糖尿病患者的自我监测血糖

为控制好血糖及防止并发症的发生，需掌握尿糖试纸、血糖测定仪的使用方法，定期监测并记录。指导老年人测血糖时注意经常更换采血部位，采血时尽可能地把损伤分散到每个手指指端的各个部位。采血不要在指尖，应选择指腹两侧，指甲角皮肤薄处采血。最后彻底止血，采血结束后用无菌棉球直接按压针眼至少 10 秒。

血糖监测的频率和时间如下。①监测时间。如果需要观察老年人全天的血糖动态变化，老年人则需要掌握全天血糖谱，具体时间如下：晨空腹 + 三餐后 2 小时 + 睡前，称 5 点法；晨空腹 + 三餐前（早餐前的一次与晨空腹合计一次）＋三餐后 2 小时＋睡前或夜间，称 7 点法。②监测频率。非药物治疗者 2 次 / 天，每周测 1 天；口服降糖药治疗者 2~3 次 / 天，每周测 1~2 天；胰岛素治疗者 5~7 次 / 天（5 点法或 7 点法全天血糖谱），每周测 1~2 天。每月至少监测凌晨 3 点血糖 1 次，以确认有无低血糖。

（八）老年糖尿病患者的服药管理

家属或其他照护人员应指导、督促老人按医嘱正确服用降糖药，口服降糖药有磺脲类、双胍类、α－葡萄糖苷酶抑制剂等。糖尿病老人在用药的时候要注意：①严格遵从医生处方，按时服药，定时进食，不可任意增减药量或变换药物。②定期监测血糖、尿糖、尿量和体重的变化。③观察药物疗效及药物的不良反应。④定期复查。同时，老年人及家属须掌握所用药物的使用说明并遵照说明书正确用药，如磺脲类药物应在饭前 20~30 分钟服用，双胍类药物则应在饭后使用。胰岛素也是治疗老年糖尿病的主要药物，有些老年人需终身使用胰岛素治疗。教会老年人及家属胰岛素注射技术，并交代注意事项。目前，注射部位常采取多部位轮流皮下注射法，可选择臀大肌、上臂外侧、腹部及股外侧等部位。在选择腹部进行注射时，应避开脐周 5cm 的范围。注射前，捏起老年人皮肤估算适当角度，对于体瘦者指导其以 45° 角注射，而体胖者则可垂直注射，注射部位需经常更换。注射胰岛素时，剂量需控制准确，老年人或家属还要学会观察胰岛素的不良反应，可表现为疲乏、头晕、心悸、出汗、饥饿或昏迷等。因此，注射胰岛素后必须在 15~30 分钟内进餐，防止延时进餐引起胰岛素休克。胰岛素储存时应放置在 5℃ 的环境中，使用前要复温等。用药过程中，若老年人有特殊情况，如疗效不好或不良反应较多等，需要到医院咨询专业医生，以便及时调整药物。

（九）老年糖尿病患者的低血糖预防

糖尿病的最大危害是各种并发症的产生。对于并发症以预防为主，教会老年人及其家属观察病情的方法，尤其是注意监测血糖指标。糖尿病老年人易发生低血糖，因此，老年人及家属要了解低血糖相关知识，一旦出现低血糖要会正确处理并知道如何预防。当老年人出现出汗、颤抖、心悸、紧张、焦虑、饥饿、乏力、四肢冰冷、精神不集中、思维和语言迟钝、头晕、嗜睡、步态不稳、幻觉、躁动、行为怪异等症状时，则有可能发生了低血糖。老年人家里如果有血糖仪，可以在测完血糖后，根据血糖结果决定是否进食，通常血糖值低于 2.8mmol/L 为低血糖。老年人或家属掌握低血糖的处理方法，一旦发生低血糖，应及时进食糖类食物，如糖果、饼干、点心、馒头等，有条件的情况下，也可静脉推注 50% 葡萄糖 20~30ml。若低血糖症状不缓解，应及时到医院就诊，严重的情况下要拨打"120"，缓解后要查找原因并做好预防。老年人应生活规律，按时进食。尽可能做到不随便增减药量；每次使用胰岛素时仔细核对剂量；适度、适量运动；经常监测血糖；随身携带糖果、饼干及救助卡等。

（十）老年糖尿病患者的糖尿病足预防

糖尿病足预防的关键是防止足部皮肤损伤和感染。老年人应注意足部保健，每日进行足部皮肤的清洗、按摩，每天晚上用温水（＜40℃）及温性肥皂清洗足部。洗前试水温，对温度不太敏感的老人应请家人协助试温。浸泡超过 5 分钟。洗净后，用柔软的干毛巾轻轻擦干，尤其是脚趾间。皮肤干燥者，涂上润肤膏，以保持皮肤柔润。鞋袜要宽松、柔软、透气及散热性能好，不要赤脚走路，防外伤。不应穿着凉鞋或拖鞋外出。切忌选购尖头鞋，以防足趾受挤而形成水泡或鸡眼。避免穿着高跟鞋。每次穿鞋前要检查鞋子内部，清除鞋内的杂物，以免因脚部感觉迟钝而被鞋内杂物弄伤脚部皮肤。鞋内如有线头脱落或鞋垫有褶皱，都必须整理平整方可穿着。正确修剪脚趾甲，剪成一字形，不可太短。动态观察足部颜色、温度和湿度的变化，检查有无水肿、皮损以及足背血管搏动、足部皮肤感觉异常等情况。

（十一）老年糖尿病患者的其他并发症预防

糖尿病老人日常生活要规律，预防感冒；勤洗澡、擦身，勤换衣服，保持皮肤清洁，忌抓挠皮肤，以防感染。保持口腔清洁，预防口腔感染。用温水清洁外阴，预防泌尿系统感染。此外，糖尿病老人骨质疏松症的发生率也明显增高（可达到 20%~60%）。因此，糖尿病老人安全支持需求非常迫切，老人居家设施须保证安全，出行注意安全，尽量有人陪同，以免发生意外。根据个人实际情况，糖尿病老人在其病情稳定的情况下，每 3~6 个月应到门诊复查，每年全身检查 1 次，尽早防治慢性并发症。

温馨提示

糖尿病的自我护理

1. 定期监测，把握病情进展

2. 平和心态，保持身心愉悦

3. 合理运动，提高自身免疫

4. 科学饮食，促进生活健康

5. 规律用药，稳保血糖水平

（李燕燕）

三、居家老年人高脂血症的护理

（一）老年人高脂血症的定义

高脂血症是指脂肪代谢或者运转异常使人体血液中的血脂含量超过正常范围，表现为血液中胆固醇和（或）甘油三酯过高或高密度脂蛋白过低，也称"血脂异常"。老年人脂肪代谢异常，多因肥胖、饮酒、饮食和服用抗高血压药物、高胰岛素血症有关。老年人高脂血症是常见病、多发病，更是导致心脑血管疾病的元凶，该病对身体的损害是隐匿、逐渐、进行性和全身性的，它的直接损害是加速全身动脉粥样硬化。高脂血症可以防治，长期调脂治疗可以降低冠心病、心绞痛、心肌梗死、脑卒中的发生率和死亡率以及糖尿病的致残率。

（二）老年人高脂血症的表现

大部分老年人在高脂血症早期没有明显症状，通常多发现于体检或者并发症，随着病情的发展也可能有以下症状的出现。

1. 头晕、耳鸣、头胀、失眠、健忘、脑动脉硬化、脑血管栓塞。

2. 老年高脂血症者常伴有糖尿病病史，体态肥胖等症状。

3. 胸闷、心慌、常发作心绞痛、心电图提示冠心病，重者可心肌梗死。

4. 视物不清、两眼干涩、眼底动脉硬化。

5. 肝区隐痛，B超提示脂肪肝。

6. 下肢麻木疼痛，间歇性跛行，出现下肢闭塞性动脉硬化。

7. 伴有高胰岛素血症和高尿酸血症，易诱发急性胰腺炎。

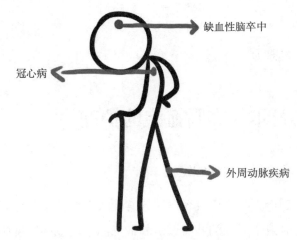

图 6-6 老年人高脂血症的表现

（三）老年人高脂血症诊断标准

一般老年人空腹血清中总胆固醇超过 5.72mmol/L，甘油三酯超过 1.70mmol/L，可诊断为高脂血症，而总胆固醇在 5.2~5.7mmol/L 者称为边缘性升高。

高脂血症可有四种结果。

1 高胆固醇血症

血清总胆固醇含量增高，超过 5.72mmol/L，而甘油三酯含量正常，即甘油三酯＜ 1.70mmol/L。

2 高甘油三脂血症

血清中甘油三酯含量增高，超过 1.70mmol/L，而总胆固醇含量正常，既总胆固醇＜ 5.72mmol/L。

3 混合型高脂血症

血清中总胆固醇和甘油三酯含量均增高，即总胆固醇超过 5.72mmol/L，甘油三酯超过 1.70mmol/L。

4 低高密度脂蛋白血症

血清高密度脂蛋白含量降低＜ 9.0mmol/L。

（四）高脂血症老年人的日常生活注意

高脂血症的老年人一定要及时到医院接受专业治疗，适当药物控制，清除血液中的毒素垃圾是非常重要的。除了积极药物治疗外，合理饮食也是促进和维持脂质代谢平衡的重要措施，还应注意生活方式要有规律。适当参加体育活动和文娱活动，保持良好心态，尽量避免精神紧张、情绪过分激动、经常熬夜、过度劳累、焦虑或抑郁等不良心理和精神因素对脂质代谢产生不良影响。

（五）高脂血症老年人的药物治疗

1. 轻度高脂血症老年人不用降脂药物，饮食控制、运动和原发病治疗 3 个月，如果效果差，可加服血脂调节剂。

2. 由于老年人的肝肾功能减退，多重药物服用时，需要重视药物之间的相互不良反应。如果老年人合并心血管疾病，需要用调脂药进行干预。

3. 不同血脂异常治疗的药物选择不同，老年人高脂血症管理的首要目标是降低低密度脂蛋白水平，次要目标是降低非高密度脂蛋白水平。

4. 他汀类药用于治疗高胆固醇血症，是防治动脉粥样硬化性疾病（ASCVD）证据最充足的药物，减缓和逆转动脉粥样硬化病变，降低心血管疾病的病死率及总死亡率。

5. 贝特类药物用于治疗高甘油三酯血症及以甘油三酯（TG）水平升高为主的混合型高脂血症。

6. 烟酸类药物用于治疗高甘油三酯血症，低高密度脂蛋白血症或以 TG 水平升高为主的混合型高脂血症。

7. 对于合并其他疾病的老年人，≤ 75 岁的老年血脂异常者降脂治疗药物优选他汀类，根据其具体情况选择是否加用或调整药物，75 岁以上人群需权衡风险后采取个性化用药。

8. 老年人服用他汀类药物时应从小或中等剂量开始并根据疗效调整剂量，适时考虑联合治疗方案。对于 ASCVD 或极高危老年患者，若经他汀类药物治疗后甘油三酯 > 2.3mmol/L，可联用贝特类药物或鱼油制剂。

9. 调脂药物应坚持长期使用，无特殊原因不应停药。停药后血脂会升高甚至反弹，使心血管疾病及死亡率明显增加。

10. 从中医角度来说，高脂血症与机体代谢能力下降有关，可以通过使用绞股蓝、人参、黄芪、荷叶、蒲公英、金银花、山楂等中药进行调节。

（六）高脂血症老年人的饮食

饮食控制是治疗高脂血症的基础，特别是糖尿病和肥胖者，合理饮食也是促进和维持脂质代谢平衡的重要措施。

1 限制总热量

老年人的基础代谢率降低，有高脂血症的老年人应严格控制热量的摄入，每人每天的热量摄入要控制在 29 千卡 / 千克体重之内，主食每天不宜超过 200g。营养学家给老年人推荐的食品有粗粮、杂粮、豆腐、豆浆、牛奶、瘦肉、鱼类以及各种蔬菜、低糖水果。

2 低脂、低胆固醇饮食

高脂血症的老年人要严格控制动物脂肪及胆固醇的摄入，食用油以富含不饱和脂肪酸的植物油为主，如豆油、花生油、玉米油，蛋类每天不超过 1 个，或 2~3 天 1 个鸡蛋。

3 高膳食纤维饮食

食物中的膳食纤维可与胆汁酸相结合，增加胆盐在粪便中的排泄，降低血清胆固醇浓度。富含膳食纤维的食物主要有粗粮、杂粮、豆类、蔬菜、水果等。每人每天摄入的膳食纤维量以 35~45g 为宜。

4 适当饮茶，戒烟限酒

茶叶有降低血脂、促进脂肪代谢的作用，其中以绿茶降血脂作用最好。因此，高脂血症的老年人不妨多饮茶。长期吸烟或酗酒可干扰血脂代谢，使胆固醇和甘油三酯水平上升。所以，老年人最好戒烟限酒。

5 清淡饮食

饮食以清淡为主，生活中多食素食，少食肉食，此外还要注意，不能吃辛辣刺激性食物，不抽烟饮酒，常喝含酒精饮品以及碳酸饮料对高脂血症老人都会产生不利的影响。

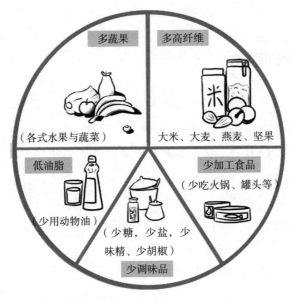

多蔬果
（各式水果与蔬菜）

多高纤维
大米、大麦、燕麦、坚果

少加工食品
（少吃火锅、罐头等）

少调味品
（少糖，少盐，少味精、少胡椒）

低油脂
（少用动物油）

图 6-7 高脂血症的饮食

（七）高脂血症老年人的运动

运动可以促进机体的代谢，使三酰甘油、血清胆固醇及低密度脂蛋白含量降低，而使高密度脂蛋白含量增高，有效改善血脂水平。高脂血症老人要根据自身条件选择适合自己的运动，运动量不宜过大，高脂血症老人在运动时应注意以下事项。

1. 对于高脂血症老人，在运动前要做好体质的检查，特别是合并有糖尿病、高血压的老人，一定要测血压和血糖，以免发生不必要的意外。

2. 合并糖尿病、高血压老年人在运动中要有人倍伴，忌一个人在人少的地方进行锻炼。

3. 选择适合老年人的运动，如慢跑、体操、太极拳、气功、骑自行车、游泳、爬山、打乒乓球、打羽毛球、打网球、健身操及长距离步行或远足等较适合老年人的运动方式。

4. 选择合适的运动时间，清晨通常是心血管疾病突发时期，所以建议运动时间最好在下午三四点钟，此时户外含氧量较高，对于心脑血管疾病存在一定益处。

5. 对高脂血症的老人来说，适宜采用强度小而运动时间偏长的运动项目，以保证人体吸入足够的氧气，有助于更多地消耗脂肪。轻微而短暂的运动对高脂血症、低高密度脂蛋白血症以及肥胖症老人达不到治疗目的，只有达到一定时间和运动量，才能降低血脂。

6. 高脂血症的老人通常情况下 1 周运动 3~5 次为宜。由于老年人机体代谢水平降低，疲劳后恢复的时间需要延长。因此，运动频率可按照一定情况增减。

7. 对于高脂血症老人，体育锻炼不是运动量越大越好。运动量大虽然可增加能量消耗，降低体重，但同时也会增加机体代谢负担，有损健康甚至危及生命，这些都值得患有高脂血症的老年人群注意。

（八）高脂血症老年人运动后的自我测试

高脂血症老人在进行体育锻炼时，需要懂得一些自我测试的方法。比如锻炼后有疲劳感，但是精神状态良好，体力充沛，睡眠好，食欲佳，说明运动量是合适的；如果感到头晕，周身无力，四肢酸软沉重，食欲、睡眠欠佳，说明运动量过大，需要及时调整；如果运动后无发热感，脉搏无变化或变化不大，则说明运动量过小，应适当增加；如果运动后或运动中出现头痛、头晕、恶心、上腹痛、胸闷、胸痛、呼吸困难或出汗等症状，应停止运动，立即到医院做必要的检查和治疗。

（九）高脂血症老年人的心理调试

高脂血症老年人在日常生活中还要注意及时的调节好自己的情绪，乐观地面对疾病，自我调解不仅对高脂血症有较好的效果，对各种慢性病的恢复和治疗效果都很理想。

1 宁静养神，清静养心

对于高脂血症老人来说，清静能让人养神，而养神能够使人心境平和，对于各种环境的刺激能起到抵制和修复作用，长期精神状态的波动，会使人体增加内儿茶酚胺的分泌，游离脂肪酸会增高，从而促使游离脂肪增多，甘油三脂增高，诱发或加重高脂血症的病情，这时如果通过宁静养神、清净养心的方法，则可有效地避免不良情绪，防止高脂血症。

2 营造和谐的家庭气氛

安静平和的家庭氛围有利于血脂的稳定，而波动的情绪会让人的血压和血脂水平趋于不稳，久而久之会使人患高脂血症或高血压。因此，家庭氛围和谐对于高脂血症老人也非常重要。

3 远离发怒

经常发怒会导致脏腑功能失调，诱发多种疾病，常怒者更容易患高血压、冠心病、糖尿病、心脏病等，当人在发怒的时候，心脏搏动的速度会加快，血压增高，神情迷离，从而导致神经系统功能紊乱、内分泌失调、免疫系统紊乱，长期以往，便可成为真正的高脂血症患者以及慢性病的携带者。

4 知足常乐

"人心不足蛇吞象，知足常乐活百年"，以平和的心态去对待生活中发生的一切，不争强好胜，这也是治疗高脂血症的理想方法之一。

温馨提示

高脂血症的预防

1. 早期确诊病因，积极治疗

2. 低热量、低脂肪饮食

3. 适度运动、控制体重，餐后不卧位

（刘　俊）

四、居家老年人骨关节炎的护理

（一）老年人骨关节炎的定义

老年人骨关节炎是以关节软骨的变性、破坏及骨质增生为特征的慢性关节病。好发于负重较大的膝关节、髋关节、脊柱及远侧指间关节等部位，该病的发生与年龄、日常关节劳损、急性创伤、体重过重、遗传等相关。

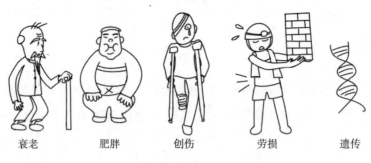

衰老　　　　肥胖　　　　创伤　　　　劳损　　　　遗传

图 6-8　骨关节炎常见的病因

（二）老年骨关节炎的表现

首先，关节软骨退变、变性、磨损、消失，软骨下骨裸露、硬化、象牙质变。随后，软骨下骨囊腔变，关节边缘骨赘形成，伴滑膜增生，关节、周围韧带退变、纤维化、萎缩。最终关节面完全破坏、畸形。

老年人表现如下。

1 关节疼痛

疼痛在各关节均可出现，其中以髋、膝及指间关节最为常见。初期为轻度或中度间断性隐痛，休息后好转，活动后加重；疼痛常与天气变化有关，寒冷、潮湿环境使疼痛加重。晚期可以出现持续性疼痛或夜间痛。关节局部可有压痛，伴有关节肿胀时尤其明显。

2 关节僵硬

初期，休息后或体位改变时，如晨起或久坐直立时，出现髋、膝部僵硬，活动不便及酸胀痛等，活动后好转。持续时间短，一般不超过 15 分钟。晚期症状加重，间歇期变短，僵硬时间延长，最后可为持续性。

3 关节肿大

关节肿大以手指关节最为常见且明显，多累及远端手指关节，可出现结节。膝关节因骨赘形成或滑膜炎症积液也可以造成关节肿大。

4 骨摩擦音（感）

常见于膝关节骨关节炎。由于关节软骨破坏，关节面不平整，活动时可以出现骨摩擦音（感）。

5 关节畸形、功能障碍

随着病情的进展，严重、晚期患者可出现受累关节邻近肌肉萎缩、关节畸形。关节疼痛、活动度下降、肌肉萎缩、软组织挛缩可引起关节无力，行走时软腿或关节绞锁，不能完全伸直，出现功能障碍。

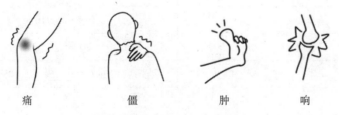

痛　　　　僵　　　　肿　　　　响

图 6-9　骨关节常见的临床表现

（三）骨关节炎老年人的日常生活注意

平时生活中减少关节和骨的负重，减少大幅度运动，加强对关节的保护，可以起到延缓病情的作用。因此在生活中应避免长时间爬山、爬楼梯、提重物等加重关节负担的活动。控制体重，避免肥胖，防止加重膝关节负担。关节受凉受潮后容易使骨关节炎症状反复，秋冬和初春季节需注意防止关节受凉、受潮，可带护膝、使用家用理疗仪进行热疗。夏季避免空调和风扇直吹。必要时使用助行器（图6-10），避免关节的磕碰，防止关节损伤。

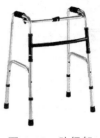

图 6-10　助行架

（四）骨关节炎老年人的饮食

1 增加钙的吸收，促进骨质的形成

成人每日需要的钙为 800~1000mg/d。推荐的补钙食物见表 6-3。

表 6-3　推荐补钙食物

食物	含钙量
牛奶、酸奶、奶酪	100mg/120ml
绿叶蔬菜	100mg/100g
豆制品： 被卤水点过的豆腐 干制的豆腐干	164mg/100g 500~700mg/100g
芝麻酱	780mg/100g
鱼类	50~150mg/100g
贝壳类	200mg/100g
坚果：瓜子、榛子等	瓜子：112mg/100g；榛子：815mg/100g

注意事项：

（1）坚果脂肪含量较高，每天最多吃一把，以免能量超标。

（2）不建议通过喝骨头汤来补充钙，因为骨头汤中的钙质含量非常低，而且含有油脂，不利于老年人心脑血管健康。

（3）缺乏维生素 D 会影响钙质的吸收，维生素 D 需要量为 400 国际单位/天，常见富含维生素 D 的食物有鱼肝油、肝脏、蛋黄、牛奶，除此之外，老年人还可通过多晒太阳来补充。

2 增加食物中葡萄糖胺的摄入

葡萄糖胺可以促使软骨细胞活化并进一步对已损伤的软骨起到修补作用，让软骨面损坏的状况得到一定程度的缓解。推荐定期摄入螃蟹、虾及贝类。

3 增加食物中软骨素的摄入

软骨素能够让软骨厚度得到增强，从而进一步促使关节的减震能力得到提升，降低软骨磨损的概率。推荐食物有蹄筋、猪耳以及鸡爪。同时，这类饮食中的骨胶原含量也较为丰富，能够在一定程度上避免患者出现骨关节退变的现象，对关节疼痛的缓解具有促进作用，且同时具有避免骨质疏松的效果。

（五）骨关节炎老年人的疼痛护理

1.关节明显疼痛时应卧床休息，采取适当的姿势和体位，尽量保持关节伸展，必要时使用石膏托或支架，以减轻疼痛及肌肉痉挛。腰背疼痛突然发作时，应让老年人缓慢地、以俯卧姿势移到床上或就地躺下，使压力暂离腰背部，然后缓慢伸腿，挺直腰背，直至疼痛缓解。建议老年人睡硬板床，硬板上铺柔软被褥以使其舒适。移动老年人时，动作要轻柔，且应给予适当的支撑。

2.避免关节负重引起疼痛，鼓励老年人使用辅助工具，如手杖、拐杖、助行器、关节支具等，也可选择平底、厚实、柔软、宽松的鞋具辅助行走。

3.采用非药物镇痛方法，耐心倾听老年人对疼痛的描述，评估其疼痛的部位和程度。与老年人及家属讨论疼痛加重或减轻的因素，听音乐、看电视等有助于老年人放松情绪，以缓解疼痛。

4. 局部理疗。主要是通过促进局部血液循环、减轻炎症反应，达到减轻关节疼痛的目的。如用热水袋或热毛巾热敷关节后，配合轻度按摩可减轻肌肉痉挛，止痛效果更好。

（六）骨关节炎老年人的服药管理

骨关节炎常用的镇痛消炎药物如扶他林、洛索洛芬钠、布洛芬等非甾体抗炎药，分为局部外用药物和全身应用药物（口服药物、针剂以及栓剂）两类。长期服用该类药物，容易引起消化道的不良反应，严重时可导致消化道溃疡。用药时应注意以下事项。

1. 用药前应在医院接受医生正规的疾病及用药副作用的评估。

2. 剂量个体化，老年患者尽量使用局部外用药物。

3. 口服药物宜在饭后服用，易出现消化道症状者可在医生指导下使用消化道副作用较小的药物。

4. 使用最低有效剂量，避免过量用药及同类药物重复或叠加使用。

5. 定期随访，检查血常规、肝肾功能等；若出现不良反应立即就诊。

（七）骨关节炎老年人的活动

长期不运动很容易引起关节僵硬，造成肌肉萎缩，诱发软骨退化。然而，不适当的运动或者锻炼会加重关节表面软骨磨损而引起发病。因此，强调适当运动。正常活动的老人，应进行适量的有氧锻炼（如游泳、散步、骑自行车等）。游泳是骨关节炎的首选锻炼方式，可在不损害关节的前提下，提升体质；需注意的是，每次的游程不宜过长，以身体劳累程度适宜即可。散步时需注意将时长控制在每日 30 分钟左右，每日少于 2 次，速度不能太快。散步时需穿合适的鞋子，鞋底不宜过硬，避免出现膝关节的损伤。骑车则能够让骨关节炎老年人腿部肌肉得到锻炼同时也能锻炼其心肺功能，强化肌肉协调性，稳定关节。

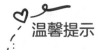

温馨提示

关节炎的预防

1. 控制体重

2. 适度运动

3. 关节保护

（梁　滢）

五、居家老年人骨质疏松症的护理

（一）老年人骨质疏松症的定义

骨质疏松症是一种以骨量低下、骨微结构破坏，导致骨脆性增加，易发生骨折为特征的全身性骨病，是与年龄增长密切相关的老年常见疾病。主要与身体中的各种激素水平、遗传、营养缺乏、不良生活方式有关。

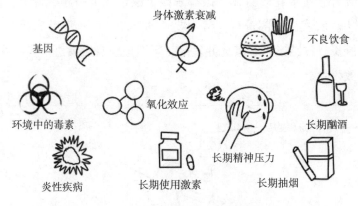

6-11　骨质疏松症常见的病因

127

（二）老年骨质疏松症的主要表现

1 骨痛和肌无力

表现为腰背痛或全身疼痛，腰背痛常沿着脊柱两侧扩散，仰卧或坐位时疼痛会减轻，直立时后伸或久立、久坐时疼痛加剧。

2 身材变矮、畸形

此项是骨质疏松症重要的体征。椎体骨密度降低导致椎体压缩变形，身材变矮，严重者弯腰、驼背。

3 骨折

骨折是骨质疏松症的严重并发症。常在轻微外伤（如平地上跌倒）或无外伤（如扭转身体、搬挪东西）的情况下引起的骨折，即脆性骨折。若发生髋部骨折，常需要长期卧床，而长期卧床易导致压疮、肺炎、尿路感染等其他并发症，可造成全身脏器进一步损害，甚至导致死亡。

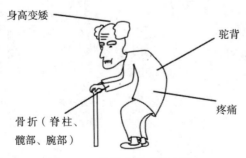

图 6-12　骨质疏松症的症状

（三）骨质疏松症的鉴定

有骨质疏松症表现的老年人可以去医院进行骨密度的测定。建议 ≥ 65 岁老年女性和 ≥ 70 岁老年男性，定期检查骨密度情况。其他老人，可先完成骨质疏松风险自测题，自测后若骨质疏松风险较高，就算没有症状，也应当进行骨密度的检查，目前推荐的自测题有骨质疏松风险一分钟自测题（见表6-4）和亚洲人骨质疏松自我筛查工具（OSTA，见表6-5）。

表 6-4　国际骨质疏松基金会（IOF）骨质疏松症风险一分钟自测题

编号	问题	回答
1	父母曾被诊断有骨质疏松或曾在轻摔后骨折？	是□否□
2	父母中一人有驼背？	是□否□
3	实际年龄超过 40 岁？	是□否□
4	是否成年后因为轻摔后发生骨折？	是□否□
5	是否经常摔倒（去年超过一次），或因为身体较虚弱而担心摔倒？	是□否□
6	40 岁后的身高是否减少超过 3cm 以上？	是□否□
7	是否体质量过轻？（BMI 值少于 19kg/m²，BMI= 体重 / 身高的平方）	是□否□
8	是否曾服用类固醇激素（例如可的松、泼尼松）连续超过 3 个月？（可的松常用于治疗哮喘、类风湿关节炎和某些炎性疾病）	是□否□
9	是否患有类风湿关节炎？	是□否□
10	是否被诊断出有甲状腺功能亢进或是甲状旁腺功能亢进、1 型糖尿病、克罗恩病或乳糜泻等胃肠疾病或营养不良？	是□否□
11	女士回答：是否在 45 岁或以前就停经？	是□否□
12	女士回答：除了怀孕、绝经或子宫切除外，是否曾停经超过 12 个月？	是□否□
13	女士回答：是否在 50 岁前切除卵巢又没有服用雌 / 孕激素补充剂？	是□否□
14	男性回答：是否出现过阳痿、性欲减退或其他雄激素过低的相关症状？	是□否□
15	是否经常大量饮酒（每天饮用超过两单位的乙醇，相当于啤酒 1 斤、葡萄酒 3 两或烈性酒 1 两）？	是□否□

编号	问题	回答
16	目前习惯吸烟，或曾经吸烟？	是□否□
17	每天运动量少于30分钟（包括做家务、走路和跑步等）？	是□否□
18	是否不能食用乳制品，又没有服用钙片？	是□否□
19	每天从事户外活动时间是否少于10分钟，又没有服用维生素D？	是□否□
	只要上述问题有一项回答结果为"是"，即为阳性，提示存在骨质疏松风险，建议进行骨密度检查。	

表6-5　亚洲人骨质疏松自我筛查工具

OSTA 指数 = ［体重（kg）－年龄（岁）］×0.2（适用于绝经后）	
风险级别	OSTA 指数
低	> −1
中	−1~−4
高	< −4

（四）骨质疏松老年人的日常饮食

提倡高钙、低盐、适量蛋白质饮食，戒烟忌酒，忌大量饮用咖啡，同时注意补充维生素D。如果在人体生长发育时期摄入钙含量较多食物，成年后的骨密度就相对较高，晚年发生骨质疏松的可能性会大大降低，因此要想防治骨质疏松，从小就应该注意钙的摄入需充足。老年人对钙的吸收能力不如年轻人，且老年人常常服用多种药物，有些药物会影响钙的吸收。富含钙食物推荐见骨关节炎部分。

（五）骨质疏松老年人的运动

运动是预防骨质疏松症最有效的方法之一，可减少骨质的流失。

1.运动的基本原则　根据个人的具体情况制订运动方案，运动量以身体能适应为原则，由小渐大，以轻度疲劳为限；运动量可根据最高心率来控制，

最高心率 =220- 年龄，老年人宜采用 170- 年龄的标准。运动时心率达到最大心率的 60%~70% 为宜。每次锻炼的时间为 30~40 分钟，每周 3~5 次。锻炼的地方宜选在阳光充足、空气清新的环境中，以增加日光照射，促进皮肤中维生素 D 的合成和钙、磷吸收。对因疼痛而活动受限的老年人，应维持关节的功能位或每天进行关节的锻炼，同时进行肌肉的收缩训练，保持肌肉张力。对因骨折进行固定或牵引的老年人，应尽量保持活动身体，如扭动脚趾、甩动臂膀等。

2. 骨质疏松的老年人运动时应该是综合训练，主要包括力量锻炼、中低强度的有氧运动和柔韧性锻炼、平衡训练。

（1）力量锻炼　应在医生指导下根据自身条件量力而行，主要锻炼大肌肉群，如上背部肌肉的锻炼可加强手臂和脊柱肌肉的力量，力量锻炼可逐步拉伸背部肌肉，改善体态。推荐运动：徒手或握轻哑铃、弹力带进行力量锻炼，简单、方便、效果佳。每次做 3~4 组，每组 10~20 次。

（2）中低强度的有氧运动　包括散步、快步走、跳节奏缓慢的舞等。能直接增强背部、臀部和腿部的肌肉力量。推荐运动：游泳和水上有氧运动，尤其是在水里行走效果最好，对骨质疏松严重和处于骨折后恢复期的人最为适宜。

（3）简单的柔韧性锻炼　如弯曲、伸展、转动关节等。这些锻炼能增强关节的灵活性，有助于避免肌肉受伤。

（4）平衡训练　推荐太极拳、八段锦、五禽戏。

3. 骨质疏松老年人应避免向前弯曲、过度旋转（如弯腰后双手摸脚、左右手交叉摸对侧的脚）或高冲击有氧运动（如跳跃、跑步）等可能对骨质疏松症患者有害的动作。除此之外，"倒退走" 锻炼也不适合骨质疏松老年，因倒行极易绊倒或失去平衡而跌倒。

过度前屈　　　　过度旋转　　　　仰卧起坐

图 6-13　骨质疏松应避免的动作

（六）骨质疏松老年人的生活注意事项

骨折是骨质疏松症的主要并发症，致死率、致伤率很高。为老年人提供安全的生活环境很重要，如室内光线明亮、地面保持干燥、卫生间设有扶手、家具不可经常变换位置等，必要时可使用助行器和步行车。嘱咐老人勿持重物，穿舒适的鞋，减少跌倒的发生。

（七）骨质疏松老年人的疼痛护理

1 注意保暖

可防治肌痉挛和缓解疼痛。

2 休息时

为减轻疼痛，可使用硬板床，取仰卧位或侧卧位。

3 对症护理

（1）使用骨科辅助物，必要时使用背架、紧身衣等，以限制脊柱的活动度和给予脊柱支持，从而减轻疼痛。

（2）对疼痛部位给予湿热敷、按摩、电疗法等，可缓解疼痛。

（八）骨质疏松老年人的服药管理

家属应监督老人合理用药，并了解某些治疗药物的不良反应和服用时的注意事项。治疗老年骨质疏松症的药物主要包括以下三大类。

1 钙制剂

如碳酸钙、葡萄糖酸钙等，注意不可与绿色蔬菜一起服用，防止因钙螯合物形成降低钙的吸收，使用过程中要增加饮水量，通过增加尿量减少泌尿系统结石的机会，并防止便秘。

2 钙调节剂

包括降钙素、活性维生素 D 和雌激素。

3 二磷酸盐

常用制剂有依替膦酸二钠、帕米膦酸钠和阿伦膦酸钠。此类药物的消化道反应最多见，故应晨起空腹服用，同时饮清水 200~300ml，至少半小时内不能进食或喝饮料，不能平卧，以减轻对消化道的刺激。

（九）骨质疏松老年人的心理调试

骨质疏松的老年人心理状态对疾病的发生发展及预后有着密切的关系。因其生病尤其是需要卧床时，可表现出忧郁、悲观、焦虑、恐惧、怕孤独等心理。家人应经常陪伴在老人身边，了解老人的内心感受，并开导其的不良情绪，鼓励其树立战胜疾病的信心和决心，使之保持良好的心理状态。

骨质疏松症的预防及护理

1. 高钙饮食

2. 合理运动

3. 规范用药

4. 预防跌倒

5. 适量日光

（梁　滢　李燕萍）

六、居家老年人睡眠障碍的护理

（一）老年人睡眠障碍的定义

睡眠障碍是指脑内网状激活系统及其他区域的神经失控或与睡眠有关的神经递质改变而导致的睡眠功能减退或睡眠影响呼吸功能。睡眠障碍是老年人常见症状，不仅影响老年人日间功能，也与多种精神疾病的发生和发展密切相关。睡眠障碍包括失眠症、嗜睡症、睡眠－觉醒节律障碍、睡行症及梦魇等，以失眠症最多见。有研究指出，我国人群中睡眠障碍发生率45.5%，其中老年人占56.7%。长期睡眠障碍可导致免疫力下降，诱发高血压、糖尿病、心血管疾病等，长期缺少睡眠会加速人体各器官衰老，尤其要当心失眠导致的抑郁、焦虑症状，严重影响老年人的生活质量和身心健康。

（二）老年人睡眠障碍的表现

1 入睡困难

上床后很长时间都不能入睡，这是由于老年人上床至熟睡之间的时间延长所造成的。

2 夜间觉醒增多

每夜睡眠过程中，老年人睡眠深度变浅，稍有动静就醒，夜间觉醒的次数和时间均增加。

3 睡眠呼吸障碍

50 岁以上的人睡眠后均可能发生呼吸障碍，如睡眠呼吸暂停、睡眠加重呼吸道疾病、夜间吸入性或夜间阵发性呼吸困难。

4 嗜睡状态

嗜睡是老年人睡眠障碍的另一常见现象，其原因有脑部疾病（脑萎缩、脑动脉硬化、脑血管病、脑肿瘤等）、全身病变（肺部感染、心衰、甲状腺功能低下等）、药物因素（安眠药）及环境因素等造成的。

5 睡眠时间缩短

多数老年人睡眠的时间不足 5 小时。

6 睡眠规律改变

有的老年人白天睡，夜间不睡。这类老年人白天止不住地打盹，一到晚上就不易入睡，颠倒了正常的睡眠节律。

7 易受外因干扰

夜间易受外界因素干扰，觉醒频繁，睡眠变得断断续续。

8 浅睡眠期增多

深睡眠时间明显减少，有资料显示，65 岁以上老年人深睡眠期只占睡眠时间的 10% 以下。

9 易早醒

表现为半夜或凌晨前觉醒，醒后即不能再入睡。在寂静的夜晚，脑海里回忆起多年前的经历，辗转反侧，但不能再入睡。

10 易失眠

老年人失眠大多数是由于更年期内分泌功能紊乱所导致，也可能是因为疾病焦虑或者抑郁造成的。

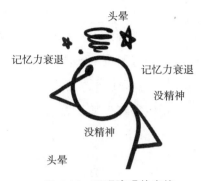

图 6-14　睡眠障碍的症状

（三）老年人睡眠障碍的药物管理

生活中老年人常患有睡眠障碍、高血压、糖尿病、呼吸系统、心血管系统等疾病，需要长期服用降压药、抗心律失常药、强心苷类药、抗血脂药、镇静安眠药、平喘药等。然而，这些药物服用不当会引起老年人睡眠障碍。因此，老年人在服用以上药物时需要注意以下几个方面。

1 抗菌药物

　　合理使用抗菌药物可以有效治疗细菌感染性疾病，但有一部分抗菌药物会影响中枢神经系统，引起兴奋、失眠、头痛、多梦等中枢神经系统刺激症状。如阿莫西林、哌拉西林、头孢呋辛、头孢丙烯、阿奇霉素、克拉霉素、环丙沙星、左氧氟沙星、莫西沙星等。因此，正在服用上述药物的老人，最好不要晚上入睡前服用，以免影响睡眠。

2 抗高血压药

　　部分老年人服用某些降压药物后会出现自主神经调节紊乱，影响睡眠或出现失眠症状。如普萘洛尔（心得安）、美托洛尔（倍他乐克）、卡维地洛等，对此类药耐受性差的老年人服药后因心率下降过快，易出现心慌、气短等，进而影响睡眠。可乐定、甲基多巴等药物不仅可引起失眠，还可能会诱发抑郁综合征，造成严重失眠。此外，降压药中常用的利尿剂如呋塞米、螺内酯等，能引起夜间多尿，频繁起夜也会扰乱睡眠。因此，抗高血压药建议早上和下午 15：00~16：00 点服用，利尿剂建议下午 15：00~16：00 点服用，因为下午 15：00~16：00 点时体内水分较多，使用利尿剂可充分将体内水分排出，且 5~6 个小时后才上床睡觉，并不会影响睡眠。如果晚上服用利尿剂，可导致不停起夜对睡眠造成影响，且服用利尿剂后，部分老人可出现头晕，起夜可能导致跌倒等意外情况发生。

3 强心苷类药

地高辛等强心苷类药物如果服用不当，特别是剂量偏高将至中毒剂量时，除了出现胃肠道不良反应如恶心、呕吐、腹痛和腹泻外，还会引起头痛、三叉神经痛、失眠、噩梦等神经系统不良反应，这些不良反应都会引起睡眠障碍。地高辛在早晨 8：00~10：00 服用，血药浓度峰值略低，但生物利用度和药效最佳。因此，早晨服用地高辛不仅可以提高疗效，而且可以降低其毒性作用带来的不良反应。

4 镇静催眠药

镇静催眠药具有治疗失眠和抗焦虑的作用，对老年人常见的情绪烦躁、失眠、高血压引起的头痛等均有很好的疗效。地西泮（安定）类药物长期使用不但产生依赖性，还会导致睡眠结构的改变，睡眠质量下降或引起低血压，甚至会诱发睡眠呼吸暂停。如果不能正确使用镇静催眠药，反而会导致睡眠颠倒，即白天没有精神，而夜晚烦躁不安和精神错乱。因此，镇静催眠药一定要在医生指导下服用，切不可自行长期服用此类药物。

（四）老年人睡眠障碍的饮食护理

1. 主食的选择　选小麦、荞麦等矿物质丰富的食物。

2. 肉蛋奶的选择　如鹌鹑、猪心、猪脑等卵磷脂丰富的食物。

3. 蔬菜的选择　如山药、洋葱、黄花菜等钙、镁、磷丰富的食物。

4. 水果的选择　苹果、香蕉、梨、葡萄、奇异果等，可以稳定情绪、促进睡眠。

5. 坚果的选择　核桃、红枣、莲子、杏仁、桑葚、桂圆等也可以帮助睡眠。

6. 忌辛辣刺激性食物　如辣椒、花椒等，能够兴奋神经，加重神经衰弱、失眠。

7. 忌过量食用不易消化的食物　如油炸食品、黏米、黏面在胃中的存留时间长，影响睡眠。

8. 忌兴奋性食品　如烟、酒、咖啡、茶、可可等。

9. 要保证合理、节制进食　睡前不要吃得过多。

（五）老年人睡眠的自我调节措施

1 形成规律作息时间

老年人晚上尽量早睡，将就寝时间定在 22∶00~23∶00 为宜。白天尽量要少睡，只在午饭后安排近 1 个小时的午休，其余时间尽量多活动或干些家务。

2 卧室环境

　　舒适、安静，老年人的卧室应朝向阳面，白天打开窗户，让阳光照射进来，以使房间内空气流通、新鲜。调节卧室的温湿度，夏季室温保持在 22~24℃为宜，冬季室温保持在 18~20℃为宜，相对湿度在 50%~60%，温湿度过高或过低都会影响老年人的睡眠。安装光线柔和的灯具，防止光线过强和彩灯闪烁而干扰正常睡眠。

3 心理和情绪的调节

　　老年人要驾驭好自己情绪，尽量保持平和心态，做到随遇而安、淡泊自然，这样才能睡得更踏实。

4 坚持运动

　　老年人可根据自身状况选择适宜的运动项目，以增强体质和改善睡眠。可适当做有氧运动，如快走、游泳、打太极拳、跳广场舞等。

5 自我催眠法

　　第一步，播放舒缓的音乐让人放松，心情平缓，选择一个舒适的体位，让身体尽量放松。第二步，闭上双眼，放松呼吸，想象面前有一束玫瑰，深深地闻它的香味，慢慢地呼吸，进入冥想状态。第三步，集中精力想一个字、一个词或者一种声音。如果此时无法进入冥想状态，可以对自己的身体反复说四句敬语："我爱你，对不起，原谅我，谢谢你"，以摒弃心中一切杂念，直至进入睡眠状态。

6 睡前注意事项

睡前可用温热水洗脚，要避免剧烈运动。睡前不要吃东西，不喝咖啡、茶水和烈酒，也不要长时间看电视或看书。

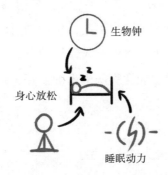

图 6-15 睡眠障碍的自我调节

❤ 温馨提示

睡眠障碍的预防及护理

1. 规范用药

2. 合理安排饮食

3. 积极加强锻炼

4. 保持环境舒适安静

5. 保持心情舒畅

6. 保持心理和生理健康

（吴 玲 李燕萍）

七、居家老年人的便秘护理

（一）老年性便秘的定义

慢性便秘是一种常见的老年综合征，表现为排便次数减少、粪便干结和（或）排便困难，目前主要根据罗马Ⅳ标准和患者主诉进行诊断，即诊断前症状出现至少 6 个月，其中至少近 3 个月有症状，且至少四分之一的排便情况符合下列 2 项或 2 项以上：排便费力感、干球粪或硬粪、排便不尽感、肛门直肠梗阻感和（或）堵塞感，甚至需手法辅助排便，且每周排便少于 3 次。

老年人慢性便秘可由多种因素引起，包括结直肠和肛门功能性疾病、器质性疾病及药物，因此，也可将老年人慢性便秘分为原发性和继发性，原发性便秘是指结直肠和肛门功能性疾病引起的便秘，继发性便秘是指器质性疾病或药物引起的便秘。

其中，功能性便秘是老年人最常见的便秘类型。根据患者的肠道动力和直肠肛门功能改变的特点分为 4 个亚型。

1 慢传输型便秘

老年人结肠动力减退，易发生慢传输型便秘，其特点是结肠传输时间延长，主要表现为排便次数减少、粪便干硬、排便费力。

2 排便障碍型便秘

即功能性排便障碍，既往称为出口梗阻型便秘，主要表现为排便费力、排便不尽感、排便时肛门直肠堵塞感、排便费时，甚至需要手法辅助排便等，此型便秘在老年人中亦多见。

3 混合型便秘

患者同时存在结肠传输延缓和肛门直肠排便障碍的证据。

4 正常传输型便秘

多见于便秘型肠易激综合征（IBS），腹痛、腹部不适与便秘相关，排便后症状可缓解，老年人较少见。

（二）老年性便秘的表现

主要包括便秘症状及粪便性状的改变：包括排便次数、排便习惯及排便困难的程度等，是否伴随腹胀、腹痛、腹部不适以及胸闷、胸痛、气急、头晕等症状；粪便性状可采用"Bristol 粪便形态分型"进行评估（图 6-16）。

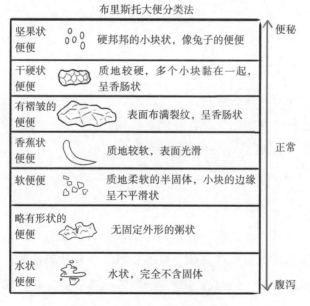

布里斯托大便分类法

坚果状便便		硬邦邦的小块状，像兔子的便便	便秘
干硬状便便		质地较硬，多个小块黏在一起，呈香肠状	
有褶皱的便便		表面布满裂纹，呈香肠状	
香蕉状便便		质地较软，表面光滑	正常
软便便		质地柔软的半固体，小块的边缘呈不平滑状	
略有形状的便便		无固定外形的粥状	
水状便便		水状，完全不含固体	腹泻

图 6-16 Bristol 粪便形态分类

便秘虽然是临床上常见症状，但其实很多人对它并不了解，常见的便秘可以有以下几种表现。

1 排便次数会减少

一般一天排便 1~2 次或者 1~2 天排便一次都是正常的，而 2 天以上（每周少于 3 次）排便一次，并且伴有粪质的改变，排出的粪便干结如羊屎状，不仅不易排出、排便费力，有时甚至需要外力来支持，而且量也少，这种可以认为是便秘。但有少数人平时一贯是 2~3 天才大便一次，而且大便性状正常，这种情况不应认为是便秘。

2 排便不顺畅

有时，虽有便意，但无法顺利排便，而且排便后往往有残便感，这种也可以认为是便秘。

3 排便时间延长

若排便频次没有变化，粪便质软，但是排便时间延长，每次上厕所的时候不能马上大便，必须要等几分钟或者十几分钟甚至更长时间才能排出大便，这同样也是便秘的表现。

4 伴随症状

便秘者可伴有腹部胀痛、恶心、呕吐、食欲不振等，严重者会出现焦虑、失眠、烦躁、多梦、抑郁等精神心理症状。部分患者在用力排出坚硬粪块后也可能导致肛裂、痔疮、肛乳头炎等。长期便秘会影响脾胃运化和大肠传导功能，继发口臭等症状，而且因为毒素在体内堆积，还会出现面部色斑等，影响生活质量。

（三）老年性便秘的危害

1 加重心脑血管疾病

老年人常患有心脑血管疾病，因便秘排便时费时费力，腹压增高、血压升高、心肌耗氧量增加，易诱发脑出血、心绞痛、心肌梗死而危及生命。

2 "粪石性"肠梗阻、肠壁溃疡、肠穿孔

若粪便长时间停滞在乙状结肠或直肠壶腹部，水分被吸收，粪块变硬，甚至形成"粪石"，可堵塞肠腔导致肠梗阻，长时间压迫肠壁可形成肠壁溃疡，偶可导致肠穿孔而发生粪汁性腹膜炎，可危及生命。

3 诱发憩室病和憩室炎

老年人结肠平滑肌弹性降低、肌层变薄；慢性便秘者，结肠内压增加，使肠壁薄弱处膨出而形成憩室，同时由于便秘导致憩室内的粪便不能及时排空，易诱发憩室炎。

4 诱发或加重痔疮、直肠脱垂

便秘者排便时用力屏气，直肠压力增高，阻断静脉回流，使肛垫充血性肥大并反复向远侧移位，其中的纤维间隔逐渐松弛，直至断裂并伴有静脉丛瘀血、扩张、融合，甚至夹杂细小的动－静脉瘘，最后形成痔；原有痔疮者，则会因便秘而加重。老年人盆底组织薄弱而松弛，同时患有慢性便秘，导致腹内压长期增高，可诱发或加重老年人直肠脱垂（即脱肛）。

5 增加结肠癌风险

便秘患者粪便滞留在结肠，以致使粪便中各种致癌物质浓度升高，与结肠黏膜接触时间延长，增加老年人患结肠癌的风险。

6 诱发或加重腹壁疝

老年人腹壁肌肉萎缩，老年便秘者腹内压长期增高，易诱发或加重腹壁疝，甚至诱发嵌顿疝。

7 结肠黑变病

长期便秘及经常应用蒽醌类泻药者，易发生结肠黑变病。

8 诱发缺血性结肠炎

慢性便秘可增高肠腔压力，肠黏膜血供减少，增加缺血性结肠炎的发生风险，是老年人缺血性结肠炎发病的重要危险因素。

9 精神心理障碍

慢性便秘可导致患者坐立不安，精神萎靡，注意力不集中，甚至引发失眠、焦虑、抑郁，从而影响工作和生活，降低工作效率和生活质量。

10 尿潴留及尿道感染

慢性便秘患者的直肠内粪块压迫尿道，可导致尿潴留及尿道感染。老年人慢性便秘还可导致大便失禁（假性腹泻）、乙状结肠扭转等。

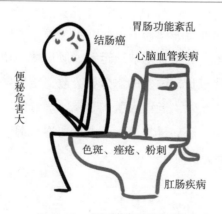

图 6-17　老年性便秘的危害

（四）老年性便秘的高危因素

1 肠道内水分减少

可造成粪便干结及粪便量减少而发生便秘。老年人口渴感觉功能下降，即便体内缺水也不一定会感到口渴。可根据老年人尿量、皮肤弹性及口唇黏膜干燥程度帮助判断液体摄入是否充足。

2 膳食纤维摄入不足

膳食中纤维素不仅可增加粪便容积、保持水分，从而软化粪便，且可促进肠道的蠕动。由于老年人易牙齿松动、脱落、缺损，咀嚼功能减退，饮食往往过于精细，纤维素摄入不足（＜25g/d），对肠壁的刺激减少，进而影响肠蠕动频率以及粪便量。

3 行动不便老年人

活动量减少可增加便秘的风险。坐轮椅、卧病在床、躯体移动障碍的老年患者，由于长期缺乏运动，肠道蠕动功能减退，粪便在肠道内滞留时间过长，过多的水分被吸收，结果导致大便干结，诱发和加重便秘。此外，老年人肌肉萎缩，屏气能力下降，也是导致便秘的原因之一。活动量减少相关的便秘在衰弱以及久病卧床的老年住院患者中最为常见。

4 不适宜的排便环境

如缺乏私密性、不能独立如厕、需要他人协助排便、厕所设施不便利等，均可引起老年人便意抑制，诱发或加重便秘。

5 心理因素

老年人常同时面临多病、丧偶或独居等问题，焦虑、抑郁等心理因素以及不良生活事件对老年人的生活质量造成了较大的负面影响。精神心理因素可影响胃肠道的感觉、运动和分泌功能，通过对副交感神经的抑制，钝化排便反射，诱发或加重便秘。临床上可采用焦虑自评量表（SAS）、抑郁自评量表（SDS）等工具对患者的精神心理因素进行评估。

6 社会支持

社会支持包括客观支持和主观支持。客观支持泛指物质上、经济上的直接援助以及稳定的婚姻、子女的关怀等；主观支持指老年患者受尊重、被支持、被理解的情感上的满意程度。同时，社会支持还包括一个维度，即老年患者对社会支持利用的情况，以及利用他人支持和帮助的程度。与老年人其他慢性疾病一样，老年人慢性便秘与社会支持关系密切，增加社会支持可以降低老年人便秘的发病率。

（五）老年性便秘的生活方式调整

1 足够的膳食纤维摄入

这是防治老年人慢性便秘的基础，因此，应有充足的膳食纤维的摄入（ ≥ 25g/d），以鲜、嫩的蔬菜瓜果为宜，其富含可溶性纤维、维生素和水分，应成为慢性便秘老年人膳食的重要组成部分。

2 足够的水分摄入

老年人应养成定时和主动饮水的习惯，不要在感到口渴时才饮水，每天的饮水量以 1500~1700ml 为宜，每次 50~100ml，推荐饮用温开水或淡茶水。

3 合理运动

散步、拳操等形式不限，以安全（不跌倒）、不感觉劳累为原则。避免久坐，对卧床老人，即便是坐起、站立或能在床边走动，对排便都是有益的。

4 建立正确的排便习惯

培养良好的排便习惯，与老年人共同制定按时排便表，利用生理规律建立排便条件反射，每天定时排便。结肠活动在晨醒、餐后最为活跃，建议老人在晨起或餐后 2 小时内尝试排便，排便时集中注意力，减少外界因素的干扰。

（六）老年性便秘常用按摩手法

由于老年人的肠道功能减弱、活动量减小等，肠蠕动减弱，粪便易滞留在结肠。可教会老年人家属或老年人自己按摩腹部，刺激肠蠕动。采取如下方法。

1 家属协助按摩法

老年人取仰卧位，双膝屈曲，腹部放松。双手重叠（左手在下、右手在上）置于右下腹部，大鱼际肌和掌根着力，沿升结肠、横结肠、降结肠、乙状结肠方向仿佛推展按摩，使腹部下陷 1cm，幅度由小至大，直到产生蠕动，每日 1 次，每次 10~15 分钟。于每日早餐后 30 分钟或排便前 20 分钟进行。

2 指压法

于每日排便前 10 分钟进行，仰卧位，取穴位天枢穴（位于脐中旁开 2 寸）用双手拇指指腹分别按压；由轻至重，逐渐加重，3~5 分钟后可有酸胀酸痛感和肠蠕动，每次按压可持续数秒至 1 分钟，支沟穴（位于腕背横级上 3 寸，尺桡骨之间）手法同上，3~5 分钟见效，如一次按压效果不佳时，可反复交替按压，直至排便。

3 老年人进行自我按摩，方法如下

①右手中指置于中脘穴，其他手指在腹部，稍用力做顺时针揉动 50 次；②两手中指置于天枢穴，其他手指贴在腹部，稍用力由外向内揉按 50 次；③右手掌按于脐部，左手掌按在右手背上，稍加重

力作顺时针揉动 30 次，然后来回按摩全腹 30 次；④用左手掌的内侧面在左下腹部自上而下用力按推 30 次。自我按摩每天做 2 遍，按摩后有便意，即入厕排便。排便时左手握拳置于左侧大腿和腹部之间，以增加腹压。指导老人养成每日定时排便的习惯，并提供轻松的排便环境，如听音乐等，消除便秘老人紧张情绪，给予其充足时间，切勿催促老人。

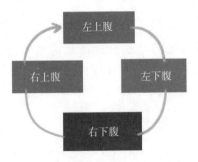

图 6-18　老年性便秘的按摩手法

（七）老年性便秘常用药物分类

1 容积性泻药

　　此类泻药是老年人慢性便秘的常用药物，代表药物有欧车前、麦麸、车前草、甲基纤维素以及聚卡波非钙。容积性泻药在肠道内不被吸收，通过滞留粪便中的水分，增加粪便含水量和粪便体积，使粪便变得松软，从而易于排出，主要用于轻度便秘老年人的治疗。用药过程中应注意补充适量水分，以防肠道机械性梗阻。粪便嵌塞、疑有肠梗阻的老年人应慎用。该类泻药与华法林、地高辛、抗生素等同时服用时可能会影响后者的吸收。

2 渗透性泻药

常用药物有乳果糖、聚乙二醇以及盐类泻药（如硫酸镁等）。这类药物口服后在肠道内形成高渗状态，可保持甚至增加肠道水分，使粪便体积增加，同时刺激肠道蠕动，促进排便，适用于轻度和中度便秘者。其中，乳果糖还是一种益生菌，有助于促进肠道有益菌群的生长，除少数患者因腹泻、胃肠胀气等不良反应需调整药物剂量外，一般可长期服用，特别适用于合并有慢性心功能不全和肾功能不全的老年性便秘。盐类泻药过量应用会导致电解质紊乱，硫酸镁可引起高镁血症等，因此建议老年人以及肾功能减退者慎用。

3 刺激性泻药

此类药物包括比沙可啶、蓖麻油、蒽醌类药物（如大黄、番泻叶及麻仁丸、木香理气片、苁蓉润肠口服液、当归龙荟片、通便宁片等中成药）、酚酞等，这类药物临床应用广泛，起效快，主要通过对肠肌间神经丛的作用，刺激结肠收缩和蠕动，缩短结肠转运时间，同时可刺激肠液分泌，增加水、电解质的交换，从而起到促进排便的作用。这类泻药虽起效快、效果好，但长期应用会影响肠道水电解质平衡和维生素吸收，可引起不可逆的肠肌间神经丛损害，甚至导致大肠肌无力、药物依赖和大便失禁。蒽醌类药物长期服用还可导致结肠黑变病。刺激性泻药作用强而迅速，但因有前述不良反应，故目前不主张老年人长期服用，仅建议短期或间断性服用。

4 润滑性药物

此类药物包括甘油、液状石蜡、多库酯钠等，可以口服或制成灌肠剂，具有软化大便和润滑肠壁的作用，使粪便易于排出，适合于年老体弱及伴有高血压、心功能不全等排便费力的老年人。采用润滑性药物制成的灌肠剂，10~50ml/次灌肠，以润滑并刺激肠壁，软化粪便，特别适用于排便障碍型便秘（出口梗阻型便秘）以及粪便干结、粪便嵌塞的老年人应用，安全有效。由于液状石蜡可干扰人体脂溶性维生素的吸收，对于吞咽困难的老年人还有误吸导致吸入性肺炎的危险，应尽量避免口服。

5 促分泌药

代表药物有鲁比前列酮、利那洛肽，通过刺激肠液分泌，促进排便。

6 微生态制剂

微生态制剂可改善肠道内微生态，促进肠蠕动，有助于缓解便秘症状，可作为老年人慢性便秘的辅助治疗。最近有分析报道，双歧杆菌三联活菌制剂与常规泻药联用可提高功能性便秘的疗效、降低复发率。

7 中医药治疗

按照证候，中医将老年人慢性便秘分为肠道实热证、肠道气滞证、肺脾气虚证、脾肾阳虚证及津亏血少证等证型。中药（包括中成药制剂和汤剂）、针灸和推拿是治疗便秘的有效方法，具体可参考中华中医药学会及其分支组织制订的有关指南或共识。但须谨防长期服用中药可能发生的药物性肝损伤以及其他不良反应。

（八）老年性便秘药物治疗时应注意的问题

老年性便秘在进行药物治疗时应注意以下问题。

1 调整生活方式

以补充足够的水分及纤维素，合理运动，建立良好的排便习惯等为基础。

2 梯度用药

依次为容积性泻药或渗透性泻药、促分泌药、刺激性泻药。在此基础上，可视病情需要联合用药：慢传输型便秘患者可加用促动力药物，出口梗阻型便秘以及粪便干结、粪便嵌塞者可加用或首用灌肠剂等。

3 联合用药

对轻度和中度慢性便秘老年人，尤其是合并有高血压、心肾功能不全及衰弱的老年人，应慎用含镁、磷酸、钠、钾等的渗透性泻盐，宜选用温和、安全的乳果糖等泻药，一种药物疗效不佳时，可联合应用通便药。

4 注意识别粪便嵌塞所致的假性腹泻

常发生于粪便嵌塞的虚弱老人，粪块长久嵌塞在直肠壶腹部，导致直肠壶腹部扩张、直肠括约肌松弛，粪块上部稀便自粪块周围间断或持续下泻。

（九）老年性便秘的生物反馈治疗

通过反复训练老年人排便时腹肌、盆底肌和肛门括约肌的适时舒张和收缩，消除两者在排便过程中的矛盾运动，促进排便，尤其适用于排便障碍型便秘（功能性出口梗阻型便秘），可持续改善老年人的便秘症状、心理状况和生活质量，是该型便秘的一线治疗措施，生物反馈治疗成功与否的关键在于老年人对治疗要领的掌握，因此不适用于有认知障碍的老年人群。

（十）老年性便秘的心理调适

加强心理疏导，提高老年人对便秘的认知水平，使老年人充分认识到便秘是可防可治的，良好的心理状态、睡眠及饮食习惯有助于缓解便秘，对有明显心理障碍的老年人给予抗抑郁焦虑药物治疗，存在严重精神心理异常的患者应转至精神心理科接受专科治疗。动员各方力量，健全社会支持系统，鼓励老年患者充分使用社会支持系统。对存在认知功能障碍的慢性便秘老年人，应进行认知功能训练，包括时间及空间定向力训练、记忆力训练、注意力训练、语言沟通能力训练等，不仅可改善认知功能，还可间接增加其活动量、提高日常生活能力，有利于便秘治疗，提高老年人的生活质量。

温馨提示

老年性便秘的预防及护理

1. 养成定时排便的习惯

2. 合理安排饮食

3. 鼓励适当活动，避免久坐不动

4. 腹部环形按摩

5. 便秘药物的合理应用

6. 保持心理和生理健康

（余　凤）

八、居家老年人的冠心病护理

（一）冠心病的定义

冠心病的全称是冠状动脉粥样硬化性心脏病，指冠状动脉（冠脉）发生粥样硬化引起管腔狭窄或闭塞，导致心肌缺血缺氧或坏死而引起的心脏病。也称为缺血性心脏病。

冠状动脉是供给心脏养分的主要动脉，起于主动脉，分左冠状动脉和右冠状动脉两条，环绕在心脏的表面。人体各组织器官要维持其正常的生命活动，需要心脏不停地搏动，以保证血液运行。而心脏作为一个泵血的肌性动力器官，本身也需要足够的营养和能源。供给心脏营养的血管系统就是冠状动脉。

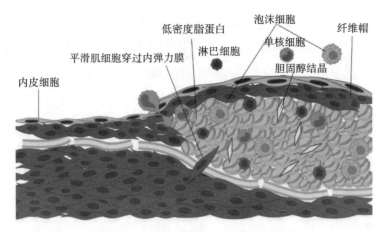

图 6-19　动脉粥样硬化发病机制示意图

冠心病主要与年龄（＞40岁）、性别（男性）、血脂异常、高血压、吸烟、糖尿病、肥胖、早发冠心病家族史（一级亲属男性＜55岁，女性＜65岁发生冠心病）、不良饮食习惯（高胆固醇、高糖、高热量、高动物脂肪饮食）相关，这些因素可称之为冠心病的危险因素。

（二）冠心病的临床分型及表现

1　无症状性心肌缺血

　　无症状性心肌缺血也称隐匿型冠心病，很多患者有广泛的冠状动脉阻塞却没有感到过心绞痛，甚至有些患者在急性心肌梗死时也没感到心绞痛，但心电图负荷或动态心电图检查有心肌缺血的改变。

2　心绞痛

　　发作性胸骨后疼痛，由一过性心肌供血不足引起，无心肌坏死。可分为稳定型心绞痛和不稳定型心绞痛。

　　（1）稳定型心绞痛　也称劳力性心绞痛。其特点为阵发性前胸压榨性疼痛或憋闷感，主要位于胸骨后部，可放射至心前区和左上肢尺侧，常发生于劳力负荷增加时，持续数分钟，休息或用硝酸酯制剂后疼痛消失。简单地说，即稳定型心绞痛的发作与活动相关，症状常常出现在体育锻炼、做家务、走路、用力排便等情况。疼痛发作的程度、频率、持续时间、性质、诱发因素等无明显变化，其疼痛特点见表6-6。

表 6-6　稳定型心绞痛疼痛特点

疼痛	特点
诱发因素	与劳累或情绪激动相关是该型心绞痛的重要特征，疼痛多发生于劳累或情绪激动的当时，而不是之后。其他因素如饱食、寒冷、吸烟、心动过速等也可诱发
部位	胸前或胸骨后为典型的疼痛部位，可累及整个前胸部，界限常很模糊。疼痛可放射至左臂或沿左臂内侧尺骨下传至小指或无名指，或放射至右臂、双臂内侧、左肩、颈、下颌、咽部、上腹部（图6-20）。同一患者疼痛部位常常固定
性质	胸痛常为压迫、发闷或紧缩性，也可有灼烧感，偶有濒死感，但非刀扎或针刺或触电样疼痛。部分人仅感胸闷，无疼痛感
持续方式	心绞痛一般持续数分钟至十几分钟，多为3~5分钟，很少超过15分钟
缓解方式	停止原来诱发症状的活动后即可缓解；舌下含服硝酸酯类药物如硝酸甘油，也能在1~3分钟内缓解

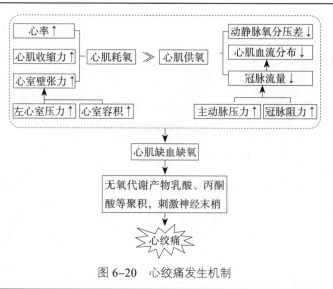

图 6-20　心绞痛发生机制

（2）不稳定型心绞痛　主要表现为心绞痛发作在休息时，并且持续时间通常在 20 分钟以上；1 个月内新发心绞痛；既往有心绞痛病史，近 1 个月内心绞痛恶化加重，发作次数频繁、时间延长或服用药物效果减弱。不稳定型心绞痛是介于稳定型心绞痛与心肌梗死之间的状态，随时都有发生心肌梗死的可能，必须及时就医。

3 心肌梗死

心肌梗死缺血症状严重，为冠状动脉闭塞导致心肌急性缺血坏死。心肌梗死发生前部分人会出现先兆，主要表现为乏力，胸部不适，活动时心悸、气急、烦躁、心绞痛等，以新发生心绞痛或原有心绞痛加重为最突出。若出现这些先兆应及时就医，经治疗可阻止部分老人心肌梗死的发生。心肌梗死的疼痛性质部位与心绞痛相似，但程度重、时间长，常伴有大汗、烦躁不安、恐惧及濒死感。需要特别注意的是，心肌梗死时休息或含化硝酸甘油无效，疼痛超过 30 分钟以上。

4 缺血性心肌病

部分患者原有心绞痛发作，以后由于病变广泛，心肌广泛纤维化，心绞痛逐渐减少到消失，却出现心力衰竭的表现，如气短、水肿、乏力等，还可伴有各种心律失常。

5 原发性心搏骤停

原发性心搏骤停指由于冠心病引起的不可预测的突然死亡，在急性症状出现以后6小时内（也有学者倾向于1小时内）发生心搏骤停。因心搏骤停而猝死者，多为缺血心肌局部发生电生理紊乱，引起严重的室性心律失常所致。

（三）老年人冠心病不典型表现需警惕

1 心绞痛部位不典型

发生在胸部以外，如头痛、牙痛、咽痛、肩痛、腿痛，常需要与相应器官所引起的不适相鉴别。

2 冠心病表现为胃肠道疾病症状

表现为上腹胀痛、不适等，特别是疼痛剧烈时，常伴有恶心、呕吐，临床上易误诊为急性胃肠炎、急性胆囊炎、胰腺炎等。

3 冠心病表现为脑血管病症状

少数冠心病患者发生急性心肌梗死时，仅出现脑血管病的症状，如头晕、肢体瘫痪、突然意识丧失和抽搐等脑循环障碍。因为急性心肌梗死时，心排血量下降以致脑供血减少，严重心律失常也致脑供血减少，故老年人有脑血管病症状时，应做心电图检查，以排除发生急性心肌梗死的可能。

（四）老年人冠心病发作的家庭急救措施

冠心病急性发作如救治不及时可发生猝死。因此，冠心病发作时应及时用药，防止病情加重，具体如下。

1 休息

无论是心绞痛还是心肌梗死，首先应立即停止一切活动，让老人坐下或卧床休息，禁止奔走呼救或步行去医院。如在室外，应原地蹲下休息。同时不要过分紧张。如在冬季野外发病，应注意保暖。

2 用药

有冠心病的老人应常备急救药物，最好随身携带。立即舌下含服硝酸甘油0.3~0.6mg，在1~2分钟内就能奏效，作用持续约半小时。或口服硝酸异山梨酯（消心痛）10mg，一般5分钟奏效，持续作用2小时。

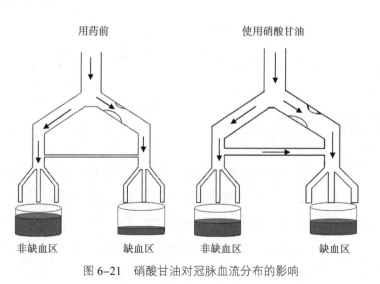

图6-21　硝酸甘油对冠脉血流分布的影响

3 通畅呼吸

顺畅、有效的呼吸对冠心病急性发作的老人尤为重要。应该立即开窗通风，保持室内空气新鲜。同时解开老人衣领，及时清除其口腔内的呕吐物，以免误吸造成气道阻塞。家属还应不断安慰患者，避免过度紧张造成气道痉挛，引起窒息。有条件者可立即经鼻给氧。

4 及时就医

若休息和用药效果不佳，需警惕急性心肌梗死的发生，应立即拨打"120"送医院就医。若发生急性心肌梗死，治疗的关键是尽快使梗死相关血管再通，此时不能因为夜间发病或因去医院不方便延误治疗。急诊冠状动脉介入治疗（PCI）是目前最有效的再通血管的措施，若家中有冠心病老人，平时就应该了解清楚距离自己家最近的，能24小时进行介入治疗的医院有哪些。

（五）老年人冠心病的三级预防

冠心病的发生不是一朝一夕，而是有一个系统的过程，吸烟、高血压、血脂异常、肥胖以及糖尿病等危险因素可看作是冠心病的上游，一个人可有多种危险因素。从有危险因素到出现临床症状，这中间大概需要数十年的时间。部分老年人可以没有症状和先兆，而突然发生心肌梗死，甚至猝死。即使能够救治成功，患过心肌梗死的老年人在之后缓慢的疾病发展过程中，也会出现慢性心力衰竭，严重影响生活质量，增加家人的照护负担。如果做好冠心病的三级预防，可以起到预防冠心病发生发展的作用。

1 冠心病的一级预防

一级预防指对危险因素的干预，通过改变与冠心病危险因素有关的生活习惯以及与冠心病有明确因果关系的疾病（如高血压、高脂血症等）的控制，以降低冠心病的发病率。一级预防的主要措施有控制高血压、降低血脂、积极治疗糖尿病、戒烟、增加体力活动、避免长期精神紧张及过分激动。

2 冠心病的二级预防

二级预防指针对已经发生的、但尚未出现严重的临床症状的冠心病，采取积极有效的治疗措施，阻止病变继续发生，并争取使之转逆。简单地说，就是冠心病的"早发现、早诊断、早治疗"。虽然一级预防是最理想的，是冠心病防治的首要任务，但不能保证所有的人不患冠心病，所以二级预防也是很有必要的。二级预防的主要措施有：①有冠心病危险因素的人应该定期体检。②身体出现"报警信号"应去医院就医，明确诊断，一经诊断应积极配合治疗。常见的"报警信号"有突发上腹或胸部疼痛、胸闷、心慌、气短、疲乏、精神不振、烦躁、头晕等症状。③已经确诊的患者，在医生的指导下执行冠心病二级预防的 ABCDE 方案（见表 6-7）。

表 6-7　冠心病二级预防的 ABCDE 方案

方案名称	内容
A：指长期服用阿司匹林和血管紧张素转换酶抑制剂（ACEI）	阿司匹林具有抗血小板凝集作用，可减少冠脉内血栓形成。血管紧张素转换酶抑制剂可改善心脏功能，减少心脏重塑、变形，对合并有高血压、心功能不全者更有帮助。常见药物：依那普利、卡托普利等

续表

方案名称	内容
B：指应用β肾上腺素能受体阻断剂和控制血压	无禁忌证的心梗后患者，使用β受体阻断剂可明显降低心梗复发率、改善心功能和减少猝死的发生。常见药物：美托洛尔、普萘洛尔等控制高血压，可减少冠心病的急性事件如心肌梗死，且可减少高血压的并发症，如卒中、肾功能损害和眼底病变等
C：指降低胆固醇和戒烟	胆固醇增高是引起冠心病的罪魁祸首，血清胆固醇增高应通过饮食控制和适当服用降脂药如他汀类药物。常见药物：阿托伐他汀、瑞舒伐他汀。需要注意的是，根据老人发生心脑血管疾病的风险不同，胆固醇的控制目标不一样，部分老人的胆固醇已经降至化验单上参考值的正常范围，但仍需要长期服用降脂药，不能单纯地看化验单上的数据来判断是否停药
D：控制饮食和治疗糖尿病	每日进食过多富含胆固醇的食物如肥肉、动物内脏、蛋黄等，是促发冠心病的最大危险因素 糖尿病不仅引起血糖增高，也是引起脂质异常的重要原因。在同等条件下，糖尿病患者的冠心病患病率比血糖正常者要高出2~5倍
E：健康教育和体育锻炼	冠心病患者应学会一些有关心绞痛、心肌梗死等急性冠脉事件的急救知识，可大大减轻病情和降低病死率 冠心病患者，可根据各自条件在医生指导下，适当参加体育锻炼及减肥。这样不仅可增强体质，还可减少心肌梗死的发生率

3 三级预防

冠心病的三级预防是指重病抢救，预防并发症发生和降低死亡率，包括康复治疗。其主要是指不稳定型心绞痛的治疗和急性心肌梗死的治疗。三级预防的重点是预防心肌梗死的并发症及预防再梗死。主要措施包括：医院内的治疗（如口服药物、溶栓、介入治疗、冠脉搭桥术）和家庭自我防治（合理饮食、适当运动和锻炼、家庭护理和康复、急救、药物治疗、控制血压、控制糖尿病、戒烟）。

（六）老年人冠心病的用药注意事项

1. 注意观察有无出血的情况，是否有牙龈出血，有无大小便的出血和皮肤青紫的情况。

2. 注意监测肝肾功能，尤其是开始用药阶段，至少每 1~3 个月要检查一次。

3. 心绞痛发作时，一定要测量血压，血压太低时不宜吃含硝酸酯类药物。

4. 如果患者有低血压或者心动过缓，包括有慢性阻塞性肺疾病、支气管哮喘等疾病时，我们要慎用 β 受体阻断剂，如美托洛尔。

5. 在服药过程中，不能因症状控制良好而随意减药或停药，一定由专科医生决定药物的增减。

6. 青光眼患者禁用硝酸酯类药物。

（七）老年人冠心病的合理膳食

改善膳食结构是防治冠心病的重要措施。老年人冠心病合理膳食的原则是：限制摄入富含脂肪、胆固醇的食物；选用低脂食物；增加维生素、纤维素的摄入。具体做法如下。

1 控制饮食中的总热量

正常人每日每人摄入总热量为 2400 千卡左右，冠心病患者则应控制在每日 2000 千卡左右。摄入总热量大于人体消耗时，热量会以脂肪的形式储存于体内，导致肥胖。主要通过控制主食来控制热量，建议每日 350~400g 主食，晚饭的量宜少（肝脏合成胆固醇在夜间进行，若晚餐吃得多，肝脏就把过多的血糖转化为血脂）。

2 控制饮食中的总脂肪量及饱和脂肪酸

美国心脏病学会提出：饮食中总脂肪量应小于总热量的 30%，饱和脂肪酸应小于总热量的 10%，胆固醇量应小于 300~500mg/d。因此，烹调菜肴时，应尽量不用猪油、黄油等动物油，同时减少肥肉、动物内脏及蛋类的摄入，增加海鱼、豆类的摄入。

3 控制饮食中能引起血压升高的物质

冠心病患者饮食宜清淡，每日盐的摄入小于 5g，多吃新鲜蔬菜、水果。

（八）老年人冠心病的科学锻炼

1. 运动要循序渐进，持之以恒。避免情绪激动（精神紧张、情绪激动易诱发心律失常）。

2. 运动前不宜饱餐。

3. 运动时应避免穿得太厚，否则会影响散热，增加心率。

4. 运动时间宜选择下午 16：00~17：00时，其次为晚间（饭后2~3小时），运动 10~30 分钟即可。

5. 运动量要合适，以运动时稍出汗、轻度呼吸加快但不影响说话为宜；早晨起床时应感觉舒适，无疲劳感。

6. 运动方式以有氧训练为主，包括步行、骑车、游泳、打乒乓球等，避免竞技性运动。

7. 运动后避免马上洗热水澡，避免吸烟。

8. 警惕运动时出现的症状，运动时如发现上身不适（包括胸、臂、颈或下颌，表现为酸痛、烧灼感、紧缩感或胀痛）、无力、气短、骨关节不适（关

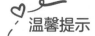

节痛或背痛）等症状，应停止运动，及时就医。

冠心病防治顺口溜

一检：自我监测血压、血糖

二管：管住嘴，低盐、低糖、低脂、低热量、高维生素、高纤维素。

三动：科学适量运动

四服：坚持服药

五查：定期复查

（梁　滢）

九、居家老年人的慢性阻塞性肺疾病护理

（一）老年慢性阻塞性肺疾病的定义

慢性阻塞性肺疾病（简称慢阻肺，COPD）是一种常见的、可以预防和治疗的疾病，以持续性呼吸道症状和气流受限为特征，通常由于明显暴露于有害颗粒或气体导致气道和（或）肺泡异常。

老年人是慢阻肺的高发人群，60~69 岁的患病率为 21.2%，70 岁以上老年人的患病率高达 35.5%。由于老年人对慢阻肺的知晓率低，且其临床症状缺乏特异性，常合并存在多种疾病，导致老年人群慢阻肺的诊治和治疗都面临挑战。

（二）老年性慢阻肺的病因及危险因素

慢性阻塞性肺病的发病因素很多，确切病因不清楚，已明确的危险因素大致可以分为外因（即环境因素）与内因（即个体易患因素）两类。

1 外因

外因包括吸烟、职业粉尘和化学物质的吸入、空气污染、呼吸道感染及社会经济地位较低的人群（可能与室内和室外空气污染、居室拥挤、营养较差及其他与社会经济地位较低相关联的因素有关）。其中吸烟是重要的发病因素，烟龄越长，吸烟量越大，COPD患病率越高。呼吸道感染亦是 COPD 发生发展的重要因素之一。

2 内因

内因包括遗传因素，气道反应性增高，在怀孕期、新生儿期、婴儿期或儿童期由各种原因导致肺发育不全，婴幼儿时期反复的下呼吸道感染。

（三）老年性慢阻肺的表现和特点

1 慢性咳嗽

为最早出现的症状，以晨起和夜间阵咳为著，随病程发展会终身不愈，当气道严重阻塞，通常仅有呼吸困难而不表现出咳嗽。

2 咳痰

咳痰多为咳嗽伴随症状，痰液常为白色黏液性或浆液性，偶可带血丝，清晨排痰较多。痰液咳出后咳嗽症状缓解。急性发作期痰量增多，或是脓性痰。

3 气短或呼吸困难

该症状是该病的"标志性症状"，早期仅在劳力时出现，之后逐渐加重，以致日常活动甚至休息时也感到呼吸困难。但由于个体差异，部分人可耐受。

4 喘息和胸闷

重度老年患者会在急性加重时出现喘息和胸闷。

5 其他

如疲乏、消瘦、焦虑等，常在病情严重时出现，但并非典型表现。

（四）老年性慢阻肺的分期

1 稳定期

咳嗽、咳痰和气短等症状稳定或症状轻微，稳定期通常迁延多年，病情基本恢复到急性加重前的状态。

2 急性加重期

表现为呼吸道症状加重，咳嗽、咳痰、气短和（或）喘息加重，痰量增多，呈脓性或黏液脓性痰，不易咳出，可伴有发热等。

（五）慢阻肺老年人的居家环境要求

首先，老年人及家人要戒烟，远离二手烟。若发现身边有人抽烟，应主动远离，避免吸入二手烟。要注意保持室内空气清新，定时开窗通风，避免烟雾、油烟、粉尘的刺激，寒冷季节或气候骤变时，要注意保暖，防止呼吸道感染。外出的时候，尽可能不在雾霾天出门，以减少与粉尘、烟雾的接触，若是工作的环境有污染，要带好口罩，还要做好通风换气。

（六）慢阻肺老年人的科学饮食

老年慢阻肺患者宜进食高热量、高蛋白、高维生素、清淡、易消化饮食；少食多餐，避免进食油腻、辛辣和易产气食物，以免腹部饱胀，影响呼吸。若伴随二氧化碳潴留，还应适当控制糖类的摄入量，以免加重病情；若伴随便秘，应多进食富含纤维素的蔬菜和水果，保持大便通畅，避免用力排便。心、肝、肾功能正常的老年人每日饮水 1500ml 以上，若伴随心、肝、肾功能的减退，应根据医嘱进行水分的正确摄入。

（七）慢阻肺老年人的呼吸训练

呼吸肌功能锻炼指导包括缩唇呼吸、腹式呼吸、坐式呼吸、立式呼吸、吹气球式呼吸以及缩唇腹式呼吸，以增强膈肌运动，提高通气量，减少耗氧量，改善呼吸功能，增加活动耐力。

1 缩唇呼吸

指导老人经鼻深吸气，呼气时缩唇（吹口哨样）缓慢呼气，吸气与呼气时间之比为 1:2 或 1:3，如吸气 3 秒，则呼气 6 秒或 9 秒，具体根据老人自身的肺功能情况进行调整。

2 腹式呼吸

指导老人取立位、平卧位或半卧位，两手分别放于胸部和腹部，全身肌肉放松，用鼻吸气，尽力挺腹，胸部不动，手部感觉到腹部凸起上抬；呼气时用口慢慢呼出，腹肌收缩，膈肌向上抬起，促使肺部组织收缩，呼出气体，腹部凹陷。

3 缩唇－腹式呼吸

即同时配合开展缩唇呼吸和腹式呼吸。

4 立式呼吸

指导老人维持站立位，上举双臂并用鼻部慢慢吸气，放下双臂时缩唇慢慢呼气。

5 坐式呼吸

指导老人取盘坐或端坐位，双手放在两个膝盖上，放松全身，采取鼻部慢慢深吸气，再用口部慢慢呼气的方式，随意开展深呼吸，以未产生疲劳为度。

6 吹气球呼吸

指导老人采取鼻部深吸气，后一鼓作气吹鼓气球，放气后进行短暂休息后再吹，以未产生疲劳为度。

（八）慢阻肺老年人的咳嗽训练

慢阻肺老人一定要正确进行排痰，痰多时尽量将痰咳出，痰液黏稠者，可在医生指导下选择适当的祛痰药或雾化吸入以稀释痰液，可根据老人的身体情况选择合适的排痰方式。

1 有效咳嗽

取坐位或站立位，身体稍前倾，进行数次深而缓慢的腹式缩唇呼吸，再深吸一口气后屏气 3~5 秒，进行 2~3 次短促有力咳嗽，咳嗽时收缩腹肌，或用自己的手按压上腹部，帮助咳嗽。

2 叩击排痰

主要针对自主有效咳嗽有困难或者无效的老人。指导老人取坐位或侧卧位，操作者五指并拢呈勺状，用老人能承受为宜的力量，以腕关节的力量，以 40~50 次 / 分的频率，由下至上、由外至内叩击。每次 10~15 分钟。同时指导老人进行深呼吸气后用力咳痰。

3 注意事项

咳嗽后注意有无心律失常、缺氧，听诊呼吸音。如果心率较正常增加 20 次 / 分，伴喘息、缺氧，则应暂缓咳痰，并予以吸氧。叩击应在饭前 30 分或饭后 2 小时进行。每天 3~4 次，每次 10~15 分钟。若痰量多，可增加次数。

（九）慢阻肺老年人的居家氧疗护理

长期氧疗能提高动脉血氧饱和度，改善缺氧，减轻症状，提高生活质量。居家氧疗的注意事项如下。

1 制氧机的安全使用

使用前，需将制氧机放置在通风处，距墙壁至少 30cm。操作时严格按照说明书的步骤进行正确的开启和关闭，注意湿化瓶要加入纯净水或蒸馏水，且不能超过最高水位线，注意正确连接鼻氧管。冬季使用制氧机时，需要进行加热，注意温度最好为 32~37℃。注意用氧安全，做好防震、防火、防热、防油。严禁烟火及易燃品，至少距明火 5m，距暖气 1m，以防引起燃烧。

2 正确的吸氧

一般用鼻导管低流量吸氧，一般氧流量为 1~2L/min，氧浓度为 24%~30%，每日吸氧时间不少于 10~15 小时。因夜间睡眠时，低氧血症更为明显，故夜间吸氧不宜间断，吸氧时注意要进行一定的湿化和温化，以增加氧分子的弥散能力，提高氧疗效果。通常要求氧气湿度为 50%，湿化液的温度保持在 37℃时可提高氧疗效果，减少并发症。保持口腔和鼻腔清洁，每天完成吸氧后，需要及时对鼻导管、湿化瓶进行清洗，并做好正确的记录。

（十）慢阻肺老年人如何进行心理调适

慢阻肺老人伴随疾病进展，肺功能逐渐降低，自理能力下降，常需要家人协助或进行照护，生活质量及生活满意度下降，因此常伴随自责感，易产生焦虑、抑郁等负面心理，影响其治疗与康复。照护人员及家属应加强沟通，协助其建立自信心，存在严重心理障碍者，及时寻求精神心理方面的专业治疗，帮助其心理状态回归到健康水平。

温馨提示

慢阻肺老人日常注意事项

1. 科学饮食

2. 环境干净

3. 有效咳嗽

4. 呼吸训练

5. 必要吸氧

6. 心理健康

（李燕萍）

十、居家老年人失智症的护理

（一）失智症的定义

失智症也称痴呆，是一种进行性发展的致死性神经退行性疾病，临床特征主要为认知障碍、精神行为异常和社会生活功能减退。虽然"痴呆"是医学规范名词，但公众对"痴呆"了解的知识匮乏，一旦确诊为"痴呆"，患者和家属常常不愿意接受和认可。有人用阿尔茨海默病来代替痴呆诊断，但阿尔茨海默病仅仅是痴呆的一种类型，因此，现在我国通常采用"失智症"一词。

（二）失智症的分型

1 退化性失智症

主要为神经退行性病变引起的失智，主要包括阿尔茨海默病、路易体痴呆、额颞叶痴呆、帕金森病性痴呆等。

2 血管性失智症

泛指由于血管因素造成的痴呆，也称血管性痴呆，指由缺血或出血性脑卒中等导致脑区低灌注或损害的脑血管疾病所致的记忆力及其他认知功能损害的认知障碍综合征。高龄、吸烟史、复发性卒中史和有血管危险因素（高血压、糖尿病、高脂血症等）者易患血管性失智症。

3 混合性失智症

由两种或两种以上原因导致的失智症。最常见为阿尔茨海默病合并血管性失智症。

4 其他类型失智症

由酗酒、尿毒症、脑瘤、贫血、维生素 B_{12} 缺乏、艾滋病、梅毒、甲状腺功能低下等疾病造成。

（三）失智症的表现

失智症的症状大致分为"ABC"三类。A（activity），日常生活能力减退；B（behavior），精神行为症状；C（cognition），认知功能下降。

1 日常生活能力下降（A）

日常生活能力（ADL）包括基本日常生活能力和工具性日常生活能力。日常生活能力主要包括如厕、进食、穿脱衣、梳洗、行走和洗澡。工具性日常生活能力主要包括使用电话、购物、备餐、做家务、洗衣、独自搭公交车、遵医嘱服药和经济自理。日常生活能力的下降主要是由于认知能力下降导致。

2 精神行为症状（B）

精神行为症状可归纳成3组主要症状：①以幻觉（如幻视、幻听、幻嗅）、妄想为主的精神症状；常见的妄想有：坚信自己东西被人偷走；坚信配偶对自己不忠；坚信有人要迫害自己及家人；坚信家人要遗弃自己。②以抑郁、焦虑为主的情感障碍；③以激越、易激惹等为主的行为症状，易发怒，易出现暴力行为。

3 认知功能下降（C）

（1）记忆力障碍　记忆力减退是失智症早期的常见症状之一。表现为近期记忆减退，远期记忆增强，学习新事物的能力减退。常将日常所做的事、说过的话和常用的一些物品遗忘。如丢三落四、反复问相同的题、反复做相同的事情。随着病情进展，远期记忆也受损，并逐渐出现虚构。

（2）语言障碍 失智症患者早期易出现忘词，叫不出常用物品名称等现象。例如，拿着牙刷，知道是刷牙用的，也会使用刷牙，但是讲不出"牙刷"这个名称。随着病情加重，语言表达和理解能力不断下降，语言没有逻辑性，讲话语无伦次、答非所问，难以理解抽象的话语，如"知识就是力量"等。到了疾病晚期，不能理解别人的话，也不能用语言表达自己的需求，故说话减少，常常静坐。

（3）失认和失用 认不出亲人和熟人的面孔，还可能出现自我认识受损，产生镜子征，即认不出镜子中的自己。可以自发做一些熟悉的动作，但无法完成他人指令动作。如可以每天起床自己刷牙，但不能按照别人的要求去做刷牙的动作。无法制定计划并按计划实施，如忘记煮饭的程序或穿衣的顺序。随着病情的加重，失智老人的基本生活能力，如使用电话、打扫卫生、吃饭、上厕所等，都会出现障碍。

（4）定向力障碍 失智症老人会无法正确判断时间、地点、人物等与所处环境关系的状况。表现为在熟悉的地方迷路，分不清上午还是下午，不认识家人。

（5）计算、判断力下降 思考速度变慢，无法同时处理两个以上的讯息，突发状况和变化会造成失智老人思维混乱。常表现为弄错价格，不能完成计算；不知道简单事情的对错，不懂得如何判断，如不会根据天气冷暖加减衣物。

（四）失智症的分期

 早期

最明显的症状是近期记忆力减退，认知能力轻度减退，可有人格改变，但生活仍可勉强独立（1~3年）。

2 中期（混乱期）

　　记忆力及认知能力发生更严重的减退，常合并精神行为异常，包括幻觉及被害妄想等，是照料最为困难的阶段（2~10 年）。

3 晚期（最末期）

　　老人的各项生活功能已几乎完全退化，只能终日卧床，且失去语言能力，口中只能发出咕噜声，日常起居完全依赖家人或照护者。常因吸入性肺炎、压疮、泌尿系感染等并发症而死亡（8~12 年）。

（五）失智症的相关检查

1 认知功能检测及神经心理方面的评定

　　主要是通过一些量表对老年人的认知能力、精神症状、日常生活能力进行评定。

2 影像学检查

　　头部 CT 或核磁共振扫描有助于判断老人负责记忆的脑功能区的萎缩及病变情况。同时还能够发现是否有其他病变。

3 实验室检查

　　主要用来排除内科系统疾病导致的失智症。通过常规的血液检查如血常规、肝肾功能、电解质、血糖、血脂等，能对老人的一般身体状况进行评估。必要时还会完善梅毒、艾滋病、维生素 B_{12} 等检查。若病情特殊，还会进行腰椎穿刺，检查脑脊液的情况。

（六）失智症老年人家庭注意事项

1 专病专治

　　寻找专业医生的帮助。

2 尊重、理解失智老人

　　理解老人出现的忘事、行为异常、易怒等症状，是疾病导致的，不要嘲笑和责备失智症老人。

3 家人应掌握必要的失智症照护知识

　　如合理安排老人的饮食，掌握异常行为应对技巧（例如定向力障碍、被盗妄想、易怒等的应对），协助失智老人进行智力及运动训练，熟知家庭护理的安全防范。

4 家人要有长期照顾失智症老人的心理准备

随着病情的加重，失智症老人可能需要 24 小时照顾，照护者的生活会受到很大的影响。照护者要学会自我调节，减轻照护失智症老人所带来的压力。

5 提前立"遗嘱"

当老人被诊断为失智症时，家人就应该与老人沟通立遗嘱的事项。避免老人病情加重，在需要用钱时没办法取出老人的存款，或被他人盗取的情况。

6 注意防走失

失智症老人很容易走失，需要邻居和保安帮忙留意老人的情况，降低走失的风险。同时，还可给老人佩戴防走失的电子设备，或在其身上携带家人联系方式。

（七）与失智症老年人的沟通注意事项

1 沟通原则

保持同理心，尊重老人感受，不任意哄骗，鼓励其表达，接受现状而不是改变。

2 沟通禁忌

沟通中避免批评、纠正、说教、挑剔、争论、争吵、讲道理、考验患者记忆力、议论等。

3 沟通技巧

营造安静舒适的交流环境，适当运用肢体语言；采取平静的态度和语气，发音清晰，语速缓慢；语言简练，一次说一个问题，不打断老人讲话；交谈时少提开放性问题，多用有明确答案的问题，例如，"您想吃米饭还是面条"，而不是"您想吃什么"。

（八）不同时期失智症老年人的日常生活能力训练要点

1 早期阶段

失智症患者早期基本可以生活自理，他们的躯体自理能力如吃饭、穿衣、洗漱、如厕等保留得比较完好。生活能力下降主要表现在使用工具方面，如忘记小家电的使用方法、忘记乘坐哪路公交车、无法做饭等。

针对早期失智症老人应注意，尽量让其做力所能及的事情，不能包办代替。当失智症老人需要帮助和指导时，应尽可能避免挫伤失智症老人积极性和自尊心。制定训练计划时要与其共同商量，制定出有针对性、能促进日常生活功能的作业活动。

2 中期阶段

中期较早期日常生活能力明显下降。不仅无法很好地使用日常生活工具，而且躯体自理能力也明显衰退，无法完成吃饭、穿衣、洗漱、如厕等活动。

中期需注意：将失智症老人的生活安排得简单而规律；通过规律、重复的训练，帮助老人恢复部分丧失的生活能力，如将穿衣、吃饭等活动步骤分解，进行训练；对其仍可独立完成的事情，给予充足的时间让其独立完成，尽量少催促；要有耐心，多鼓励老人，不能训斥和嘲笑，避免伤害老人的自尊而拒绝以后的训练。

3 晚期阶段

晚期阶段失智症老人日常生活能力严重受损，完全依赖他人照顾。该阶段进行日常生活训练难度大。重点关注失智症老人营养，及时清理大小便，保持其皮肤和床铺的清洁平整，预防长期卧床并发症，如深静脉血栓形成、压疮、坠积性肺炎、尿路感染等。可给予耐心陪伴、抚触、播放轻缓音乐、提供松软食物和毛绒玩具等，让老人感觉宁静和喜悦。

（九）失智症老年人的认知能力训练

认知训练时，应注意避免或减少失智症老人的焦虑情绪。当失智症老人记不住所学东西、完不成训练内容时，容易产生焦虑情绪，此时训练者要多对失智症老人进行鼓励和表扬。其次，训练的环境应当是温馨、安静的，物品摆放避免复杂化，墙壁和地板避免选用迷乱、复杂的图案。

1 记忆力训练

（1）背诵　反复背诵要记住的信息，如家庭住址、电话号码。文化程度较高的老人可背诵唐诗。一般一周学习 1~3 首新诗，下一周要复习上一周的学习内容。

（2）往事回忆　不时地让老人回忆一下年轻时的事情，家里的亲戚及同事的姓名，家中近期发生的事情等。每天 1~3 次。

（3）日常生活中随时记忆　在日常生活中帮助老人识别日常生活用品，辨认亲人、朋友的照片；散步时反复记忆路标；在冰箱门上准备生活小贴士，随时提醒老人。在厕所门或卧室门贴上老人喜欢的或容易识别的彩色图样，方便老人记住特殊标识，便于老人自己找到厕所、卧室。

2 注意力训练

注意力障碍的康复是认知康复的重要内容，虽然它只是认知障碍的一个方面，但只有纠正了注意力障碍，记忆、学习、交流、解决问题等认知障碍康复才能有效地进行。

（1）执行训练　以纸笔练习为主，可临摹字帖、图案，练习毛笔字或钢笔字。也可根据录音带、电脑中的指示执行指令性动作。

（2）找不同　训练者可先出示两支笔（一支铅笔、一支圆珠笔），再指导失智症者比较两者在形状、大小、颜色、长短、材质等方面的不同。以此类推，也可以用杯子、花朵、树叶等让失智症者找出不同。

3 计算力训练

（1）做算术　可在作业本上设计好简单的加减算术题，每天完成一定数量的题目。也可以通过使用失智症者较感兴趣和熟悉的素材，如麻将、扑克，选取两张，让失智症者计算其总和或者差值。

（2）账目计算　让失智症者进行一些简单的家庭消费账目计算，如去购买一些日用品后，让失智症者算一算每样物品各花费了多少钱，一共消费了多少钱，还剩下多少。

（3）背诵乘法口诀　背诵乘法口诀表可有助于提高失智症者的计算能力。

4 语言训练

鼓励失智症者多交流、多表达是最重要的。除了日常多交流外，语言功能轻度受损者，在读报纸或读故事后可让其复述一遍重要词汇。对词汇很贫乏者，教其日常生活中的简单用词。语言功能受损非常严重的老人，如果发音不清，可教其简单的发音。

5 思维能力训练

方法一：对一些图片、实物、清单等进行归纳分类。

方法二：文字接龙。可字尾接龙，如"红花"接"花盆"，再接"盆子"……也可字头接龙，如以"开"字，"开心"接"开花"接"开会"……还可进行成语接龙、句子接龙。句子接龙时，训练者说一句话，如"爷爷喜欢吃苹果"，失智症者接句子中随后一个词，并重新造句，如"苹果长在树上"，再接着最后一个词继续下去。

（十）失智症的预防

1 积极锻炼大脑，提高老化前的认知储备

认知能力简单来说就是智力水平，学习的内容越多，大脑得到的锻炼就越多，认知能力就会越高。从小到大不断学习，不断储存认知能力，积极锻炼大脑的能力，老年大脑退化得会慢。因此，老人也要积极尝试新的食物，锻炼大脑。

2 体育锻炼

运动可以延缓大脑萎缩，是很好地预防失智症的手段。我们应该从青少年时期就重视运动。

3 健康饮食

以种类丰富的植物性食物为基础，包括大量水果、蔬菜、土豆、全谷类食物、豆类、坚果等；食用橄榄油替代动物油；多吃鱼类和海鲜，每周至少 2 次；尽量少吃红肉（如猪肉、牛肉、羊肉），每月不超过 450g，尽量选瘦肉；规律而少量饮用红酒，如男性 75~100ml/d，女性 50~75ml/d；对食物的加工应尽量简单，选用当地、应季的新鲜蔬果作为食材。

4 **保持良好的心情**

　　学会"忘记"，学会"放弃"，忘记过去的一切恩怨、遗憾、伤心事；放弃名利、牵挂。乐观向上，老有所学、老有所为、老有所乐。

温馨提示

痴呆预防"十二字决"

勤用脑　心情好　营养足　常运动

（梁　滢）

第七章 | 居家老年人的用药指导

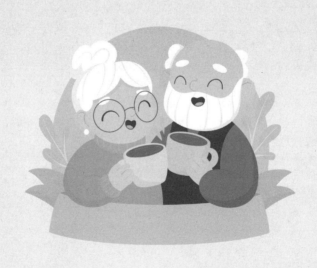

老年人随着年龄增加，机体组织结构和生理功能不断发生退行性改变，药物在体内的吸收、分布、代谢、排泄等发生明显的改变，在药物代谢、不良反应等方面与成年人差别较大。老年人常并发高血压、冠心病、糖尿病、脑卒中等多种慢性疾病，病程长，用药复杂，经常多种药物并用，这使其容易发生用药安全性问题。科学合理的给药可降低其危险性，确保药物有效又安全。

一、老年人用药安全常见问题

1 用药种类多

老年人由于基础疾病、慢性病较多，常服用多种药物。据统计，75％的75岁以上老年人需长期用药维持，34％的老年人每天使用3~4种药物，联用药物包括处方药、非处方药、中成药及保健品等，药物联用搭配得好，可以相得益彰；搭配得不好，则会妨碍用药效果，导致药物不良反应的发生，加重了机体的负担。研究表明，药物不良反应的发生率与用药种类成正相关，当同时服用5种以上药物时，用药品种愈多，药物不良反应发生的可能性愈高。所以，老年人应尽量避免联合应用药物。

2 滥用非处方药

非处方药指柜台销售药 OTC（Over the Counter Drug），一般在药盒有相应标识（图7-1）。它是指为方便公众群众用药，在保证用药安全的前提下，经过国家卫生行政部门规定或者审批之后，不需要医生或者其他医疗专业人员开具处方，就可以购买的药品。这些药物大多数都是用于常见病防治。为了保障大家的健康，我国非处方药的包装及药品说明书中标注了警示语（图7-1），明确规定药物的使用时间、疗程，老年人在使用的时候，一定要在药师的指导下，遵照药品说明书推荐使用。

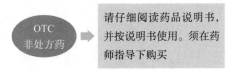

图7-1　非处方药标识

老年人有时自认为久病成良医，常自作主张，不去医院看医生，也不听从药师指导，而是自己随便去药店买药来服用，滥用滋补药、抗衰老药和维生素等，常认为滋补药和中药无毒、无副作用，也有的老年人把保健品当作药品服用，认为其可以"有病治病、无病防药"（图7-2），实则都是错误的。

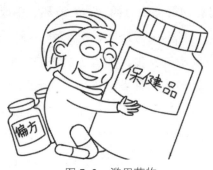

图7-2　滥用药物

3 服药依从性差

许多老人在服药时未能严格遵照医嘱服用，表现为突然停药或随意减量，有的老年人认为"是药三分毒"，总认为不舒服了才吃药，出院后带的药吃完无需再买，症状缓解或消失后就不用再吃药。

4 用药方法不合理

（1）控释片、肠溶片掰开服用，不仅破坏了该剂型的特殊骨架结构和释放系统，也降低了疗效，如硝苯地平控释片、阿司匹林肠溶片。

（2）不注意区分用药时间，而是依照个人习惯服药。如头孢克洛应在餐前 1 小时服用，如果餐时和餐后立即服用，可降低血药浓度。

（3）用药间隔时间不恰当，如抗菌药物 1 次 / 天是不合理的，因此类药属于时间依赖性抗菌药物，一般需将 1 天的总剂量分为 2~4 次给药。

（4）用茶水、牛奶、饮料等送服药片或干咽药片。

5 服用失效、过期药物

老年人眼睛视力下降，药盒或药瓶字体常较小，这使得他们辨别药物用法及是否过期非常困难。还有老年人有节约的习惯，发现药物还没有发霉或外表看上去没破损时，会继续拿来服用。

6 服药剂量不准确

有的老年人只知道一次吃几片药物，却不知同一种药物规格是有差异的。例如二甲双胍片，有 0.25g 和 0.5g 的规格（图 7-3），服用时要认真区别一片是多少克，否则其降低血糖作用会产生差异。加之老年人视力下降，使得他们辨别药物的剂量困难，且记忆力减退，有时也会忘记是否服用过药物，因此，会存在错用、用量出现误差、重复用药等现象。

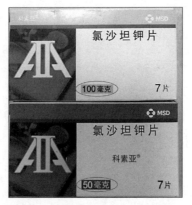

图 7-3　要区别不同规格和剂量药片

二、老年人用药安全应对方法

1 安全用药应遵循的基本原则

老年人用药要权衡利弊，做到安全、有效和经济。遵循总体原则即受益原则，用药时受益／风险＞1，用药要有明确的适应证。若虽有适应证，但用药的受益／风险＜1时，则不应给予药物治疗。例如，老年人长期服用抗心律失常药物时，毒副作用较大，如经检查如无器质性心脏病，应尽量不用或少用抗心律失常药。

2 正确合理选择药物

正确诊断是合理用药的必要前提。居家老年人发现身体不适时，应及时找医生明确诊断，而后根据病情参考医生建议，确定治疗方案，经过医生处方才能使用，这类药物称为处方药，简称 Rx。另外，非处方药也要在药店药师推荐下使用。一般老年人同时用药（包括非处方药）不能超过 5 种。如果基础疾病较多，用药种类多，可以在医生指导下采用非药物治疗，鼓励多锻炼身体，注重饮食调理、心理调节等。

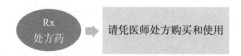

图 7-4　处方药标识

3 学会区别药品和保健品

药品的特点是经过大量临床验证，并通过国家药品食品监督管理总局审查批准，有严格的适应证，治疗疾病有一定疗效。它的使用说明书比较详细，包括适应证、注意事项、不良反应等。保健品不是药品，是保健食品的通俗说法，具有一般食品的共性，能调节人体的机能，但是对治疗疾病效果不大，可以用来进行辅助治疗。

4 老年人用药的"五先五后"原则

在服用药物时，老年人还应遵循"五先五后"原则（图 7-5）。

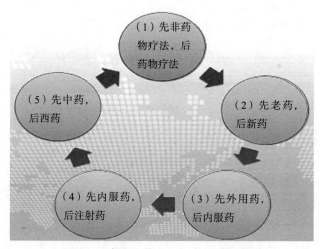

图 7-5　安全用药之"五先五后"原则

5 要学会识别常见药物不良反应

常见药物的不良反应见表 7-1。

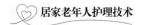

表 7-1　老年人常见药物的主要不良反应

药物类型	常见不良反应	预防措施
降压药	容易引起低血压，严重者可引起心脑供血不足而发生跌倒、晕厥、心绞痛、脑梗死等	使用药物前，要先了解老年人的基础血压，经常监测血压，做好记录，防止出现血压降得过快或过低
抗生素类	胃肠道反应是最主要常见的不良反应。长期应用广谱抗生素易引起菌群失调而引发再次感染；青霉素、链霉素、头孢类抗生素可至过敏反应，严重者发生休克；氨基糖苷类、头孢菌素类、四环素类均可引起肾脏损害；氨基糖甙类抗生素易引起耳鸣、眩晕、听力减退、耳聋等耳性反应；氯霉素可导致造血功能抑制	用药前应先做药敏和细菌培养试验。对肝肾功能减退者，应禁止使用氨基糖苷类、头孢类抗生素，以免加重肝肾损伤。头孢类抗生素要避免与含有乙醇的药物（如藿香正气水等）一起服用
降糖药	降血糖药物最常见的副作用是低血糖反应，表现为饥饿感、心慌、全身无力、出冷汗、心悸、手脚发抖、头晕眼花、面色苍白等现象，严重时会出现精神症状、意识障碍，甚至昏迷、死亡	用药时间应严格遵循医嘱，不要随便增减剂量。老年人外出活动时随身携带糖果。一旦发生低血糖反应，应及时口服碳水化合物或含葡萄糖饮料
镇静催眠药	如头晕、嗜睡、步态不稳、乏力、意识模糊等。长期服用催眠镇静剂，老年人可对其产生依赖性和成瘾性	经常更换方法和药物品种，应避免与乙醇类饮品同服，并在用药期间密切神志、意识情况，发现异常及时报告医生进行处理
解热镇痛药	长期大量服用会出现胃肠道反应、凝血障碍、过敏反应等	有出血倾向、消化性溃疡、支气管哮喘等老年人应避免服用此类药物。应严格遵医嘱服用药物，严密监测凝血象变化，注意观察大便颜色有无明显变黑
利尿药	易出现低钾血症、低血压等不良反应	对长期服用者，剂量不宜太大，间隔服药时间宜长，应注意定期到医院化验电解质，防止发生水、电解质紊乱

续表

药物类型	常见不良反应	预防措施
强心剂	如地高辛、毛花苷C等，容易发生药物中毒。常见不良反应有胃肠道反应、神经毒性及心脏毒性	要严格掌握服药指征，注意控制用药剂量，严密观察用药后反应，必要时可进行血药浓度监测
激素类	如泼尼松、地塞米松等长期服用时，突然停药或减量会出现"反跳"现象，也会引起高血压、水肿、低钾血症、血糖升高、骨质疏松等	应按医嘱服用药物，不可自行调整药量或停药，应定期监测血压、血糖水平，饭后服用药物，注意补充钙剂，防止骨折

6 科学对待中药

中药应用有几千年的历史，长期以来，很多老年人认为中药都是天然的动植物成分，因此不会像西药那样具有毒性，其实这里面存在很大误区。我国现存本草文献中关于毒性的记载最早见于《神农本草经》，中药的急性毒性可以影响机体的各系统。如乌头类药物，因其含有有毒成分乌头碱等，口服后会导致神经系统、循环系统、消化系统等出现中毒表现。因此，居家老人在服用中药时也应在临床医生和药师的指导下用药。

7 做好居家用药的自我管理

（1）严格遵医嘱用药　坚持按时，按量服药，不能擅自增药、停药、减药，不随意混用某些药物等。

家属可以采用如下小技巧防止居家老年人漏服、错服药物。

1）利用字体较大的标签注明用药剂量和时间，便于其记忆。

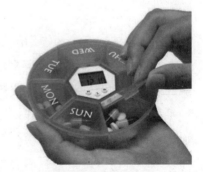

图7-6　智能药盒

2）把药物按服药时间配好并放到醒目易取的位置，家属要定时提醒老人服药，必要时使用闹铃或小卡片等方法提醒老人按时服药，有条件的也可以购买有计时器的智能药盒（图7-6）。

3）不同的药品要分开放置、分类管理，避免重复用药。

（2）尽量不用或少用药物　尽管老年人往往同时患有多种疾病，也应避免同时给予太多的药物，能用非药物方式缓解症状或痛苦时，尽量不用药物。

（3）勿滥用药物　尽量不用滋补药、保健药及抗衰老药。老年人服用保健药的主要目的是增强体质，预防疾病。身体健康的老年人通过合理的饮食、乐观的态度、适宜的运动和良好的生活习惯即可延年益寿，因此，一般不需要服用滋补药。体弱多病者，可在医护人员的指导下适当应用保健药，但不可盲目或过度服用，以免引起不良反应。

8 居家老年人口服用药方法

（1）服药时间　老年人口服用药时，要根据医嘱和药物说明书，合理安排服药时间，以发挥药物的最佳治疗效果，减少不良反应产生。此外，由于受到胃肠 pH、胃排空速度、胃肠反应等因素影响，某些药物服用时还需注意进餐时间安排。

（2）服药体位　通常取便于吞服又不会导致误吸的体位，如立位、坐位，病情严重者取半卧位，在使用可能发生直立性低血压的药物时，应平卧或缓慢改变体位；服用催眠药后，应尽快休息，以避免跌倒摔伤。

（3）温水送服　内服药片或胶囊时，用温开水服用。以 250ml 为宜，水量过少，药物易粘在食管壁上。不宜用茶水、果汁、牛奶、酒类、可乐等送服。

（4）其他　有些药物用法与常规口服不同，需要注意。如肠溶制剂和控释制剂必须吞服，不能咬碎后服用，有的也不能掰一半给药，如吞咽困难，服药前应咨询医师和药师，按药品说明书服用。如治疗高血压常用药物硝苯地平控释片，一旦将其掰开，控释作用消失，药物短时间释放，极可能造成血压偏低。此外，有些药物会出现特殊反应，老年人应了解为正常的药物反应，不必疑虑，可正常坚持服药，如利福平服后，尿、唾液、汗液等排泄物呈橘红色，服用维生素 B_2 使尿呈黄绿色，铋盐、铁剂可使粪便呈黑色等。

9 居家老年人服用药物时饮食注意事项

日常饮食会影响药物的吸收、代谢和排泄，增强或者降低药效，甚至产生毒副反应，因此，用药期间应特别注意饮食的配合。某些药物应注意不要与下列饮食服用。

（1）红霉素、甲硝唑、西咪替丁等药物易与钙质形成络合物或难溶性物质，延缓或减少药物的吸收，用药时忌食牛奶、乳制品、豆类制品等含钙量较高的食物。

（2）服用保钾利尿药时，忌食干果、香蕉、葡萄、橘子等含钾高的食物，以免引起高钾血症。

（3）服用磺胺类药物时，忌食醋、酸性水果、肉类等酸性食物。

（4）铁剂与浓茶、咖啡等食物同服，会影响其吸收。

（5）头孢类药物要避免含有乙醇的药物（如藿香正气水等）一起服用，停药七日内不能饮酒。如果服用了含有乙醇的药物，最好等两天后再服用头孢类药物，避免出现软弱、眩晕、嗜睡、幻觉、全身潮红、头痛、恶心、呕吐、血压下降等不适，甚至休克等反应。

10 居家老年人药物管理方法

（1）要注意药品的标签，最好保留药品原始标签和说明书，药品名称、每片药物剂量、用法用量、药物作用和禁忌证、药品有效期等应清晰辨认。如标签丢失，可用醒目的字条标识上述内容。外用药物用红色标签或红笔标记，以便区分，防止误用。不同类型药物，如内服药、外用药、滴眼剂、滴鼻剂等不同用药途径的药物要分类放置。

（2）养成定期清理家中小药箱的习惯，特别应注意药品有效期，过期药品不可再使用。国家明文规定的淘汰药品、过期药品、霉变药品及标签不全的药品等及时丢掉，更换新药。为防止药品过期失效，可对贮存的药品建立检查记录卡，注明药品名称、失效期、检查时间，用药时检查记录卡就可发现是否有超过有效期的药物（图7-7）。

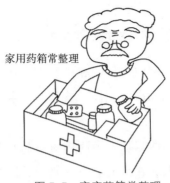

家用药箱常整理

图 7-7　家庭药箱常整理

11 居家老年人药物储存方法

　　最好用家庭药箱存贮药物，多数药品应在室温条件下密闭遮光储存，避免受潮变质。药物需按药店或药房在包装上注明的贮存条件进行存放，硝酸甘油性质不稳定、遇热易挥发，不可放于贴身部位，应装在有色密闭瓶中，放于干燥、避光、阴冷处。而胰岛素应在 2~8℃ 环境中贮存。开封后药品的使用期限也会有所变化，如滴眼剂等。常用药物还应有固定存放点，或做明显标记，以便在紧急情况下用药。

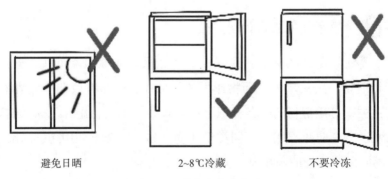

避免日晒　　　　　2~8℃冷藏　　　　　不要冷冻

图 7-8　胰岛素保存方法

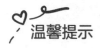

温馨提示

健康用药

联合用药须谨慎，正确区分药种类。

服药方法有讲究，不良反应要知道。

药物存放要分类，定期清理很重要。

用药管理须认真，健康用药进万家。

（曹红丹）

第八章 | 居家老年人急救技术

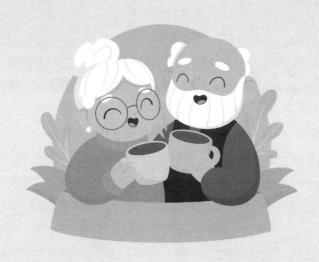

一、居家老人心搏骤停的应对

（一）心搏骤停的定义

心搏骤停是指各种原因引起的、在未能预计的时间内心脏突然停搏，有效泵血功能丧失，从而引起全身器官组织严重缺血、缺氧和代谢障碍。心搏骤停的原因分为以下两种。①心源性心搏骤停：因心脏本身的病变所致。多见于各种器质性心脏疾病，如冠状动脉粥样硬化性心脏病、高血压心脏病等，其中冠心病是最常见的原因。②非心源性心搏骤停：各种原因引起的呼吸停止。如气道异物梗阻、呼吸道烧伤导致窒息；溺水、电击、创伤；药物中毒或过敏等，导致全身细胞、组织、器官特别是心肌的严重缺氧进而发生心搏骤停。

（二）心搏骤停的表现

1. 意识突然丧失，有时伴有短暂抽搐。
2. 大动脉搏动消失，心音消失，血压测不出。
3. 呼吸断续，呈叹气样呼吸或停止。
4. 面色苍白或发绀。
5. 瞳孔散大，对光反射消失。

（三）心搏骤停的判断

心搏骤停最可靠的判断标准是突然意识丧失，伴有大动脉搏动消失。且心搏骤停的诊断必须在5~10秒内做出，非专业人员触诊大动脉搏动有困难，且准确率不高，可不要求判断颈动脉搏动。

（四）现场心肺脑复苏术的概念

凡是抢救生命的措施都可以称为复苏，心搏骤停后，使老人迅速恢复循环、呼吸和脑功能所采取的一系列急救措施，称为心肺脑复苏术。现场心肺复苏是指由专业或非专业人员（第一目击者）在事发现场对心搏骤停者所实施的徒手救治，以迅速建立人工的呼吸和循环，其目的是尽早给心、脑等重要脏器供血，维持基础生命活动，为进一步复苏创造有利条件。现场心肺脑复是心肺脑复苏最早且最关键的阶段。

（五）现场心肺脑复苏的步骤

现场心肺复苏的基本程序包括 C—A—B。C（circulation）：循环支持或建立人工循环，让机体血液流动起来，把携有氧气的红细胞带向全身，并促使自主心搏呼吸恢复；A（airway）：开放气道，使气道保持通畅以保证空气能进入肺中；B（breathing）：呼吸支持或人工呼吸，把空气吹入老人肺中，把大气中的氧送入肺泡，使肺内气体氧分压升高，氧气可以弥散到肺泡壁的毛细血管内。具体步骤如下。

1 评估环境

急救者到达现场后，必须快速判断现场环境是否安全，首先解除不安全因素或将老人转移至安全环境，并尽可能做好安全防护。

2 判断意识

做好自我防护的基础上判断老人是否有意识，采取"轻拍重唤"的方法，即在老人耳旁大声呼唤，轻拍老人肩膀看有无反应。绝不能摇晃或轻易搬动老人，以免引起脊髓损伤导致截瘫。

3 判断评估呼吸和脉搏

呼吸脉搏应同时判断。判断成人脉搏最常选用的部位是颈动脉。

颈动脉易暴露，便于迅速触摸。方法是用左手扶住老人的头部，右手的食、中指并拢，从老人的气管正中部位向旁滑移 2~3cm，在胸锁乳突肌内侧触及颈动脉搏动。男性可先触及喉结，向旁滑移与胸锁乳突肌之间的凹陷，稍加力度触摸（图 8-1）。检查时用力不可过大，时间至少达到 5 秒，但不能超过 10 秒，一般为 7 秒左右。判断颈动脉的同时观察胸廓起伏判断呼吸。如老人无脉搏且没有呼吸或呼吸异常（如仅有喘息），立即呼救，并尽快开始胸外心脏按压。

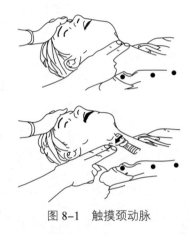

图 8-1　触摸颈动脉

4 呼救

应该快速拨打急救电话"120"，通知急救中心，并报告事发地点（街道名称、就近建筑物醒目标志）、事发时间、发生了什么事件、多少人需要救治、发病者的情况、正给予什么样的处置等信息。

5 安置正确的复苏体位

救护时，老人及急救者应采取正确体位，以利救护。现场复苏必须将老人就地仰卧于坚硬的平面上（或垫有硬板的床上）。头、颈、躯干位于同一条直线，双上肢位于身体两侧，身体无扭曲，暴露胸壁，松解衣裤。如果老人病后呈俯卧或侧卧位，则应采用轴线翻身法将其翻转成仰卧位（图8-2）。翻身方法：①将老人双上肢向头部方向伸直。②将老人离急救者远侧的下肢放在近侧下肢上，两腿交叉。③急救者一只手托住老人颈部，另一只手托住离急救者远侧老人的腋下或胯部，使头、颈、肩和躯干同时翻向急救者。④最后将老人双上肢放于身体两侧，解开老人衣领、裤带及女性胸罩。怀疑有颈髓损伤的老人，搬动时一定要做好头颈部的固定，防止颈部扭曲。

单人抢救时，急救者两膝分开跪于老人的肩和腰的旁边，以利于吹气和按压，应避免来回移动膝部（图8-3）。双人抢救时，两人相对，一人跪于老人的头部位置负责人工呼吸，另一人跪于胸部负责胸外心脏按压。

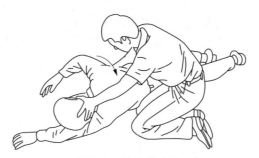

图 8-2　轴线翻身法

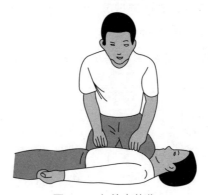

图 8-3　急救者体位

6 胸外心脏按压

　　胸外心脏按压是对胸骨下段有节律的按压，产生的血流能为大脑和心肌输送少量但至关重要的氧和营养物质。①按压部位：老人胸部正中，即胸骨的下半段。快速简便的定位是男性两乳头连线中点与胸骨交界处。但是对于有乳房下垂的女性，用两乳头连线中点定位不准确，定位方法为急救者靠老人足侧的手中指沿老人肋弓下缘移至胸骨下切迹处，该手食指靠拢中指，食指上方的胸骨正中区域即为按压点（图8-4）。②按压的姿势：急救者采用跪姿，双腿分开与肩平行；以髋关节为支点，借助自身上半身的体重和肩臂部肌肉的力量进行按压（图8-5）。双手交叉重叠，掌根按压，十指相扣翘起；双臂绷直，与胸部垂直不得弯曲，双肩在老人胸骨正上方（图8-6）。③按压深度：成人胸骨下压深度至少5cm，每次按压后应让胸壁完全回弹，放松后掌根不能离开胸壁，以免位置移动。④按压频率：100~120次/分，按压与放松时间基本相等，按压中尽量减少中断（中断时间小于10秒）。⑤按压–通气比值：胸外心脏按压同时必须配合人工呼吸，成人心肺复苏无论单人和双人操作，胸外按压和人工呼吸的比例均为30：2。为避免急救者过度疲劳，专家建议实施胸外心脏按压者应2分钟交换一次按压者。双人复苏时，一人在老人一侧完成胸外按压，另一人在老人头部，维持气道开放，进行人工呼吸，并观察有否动脉搏动。胸外心脏按压常见并发症有肋骨骨折、胸骨骨折、血气胸、肺损伤、胃扩张、心包填塞、肝脾损伤和脂肪栓塞等。这些并发症多由于按压位置不当或用力不当所致。

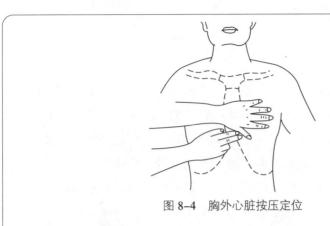

图 8-4 胸外心脏按压定位

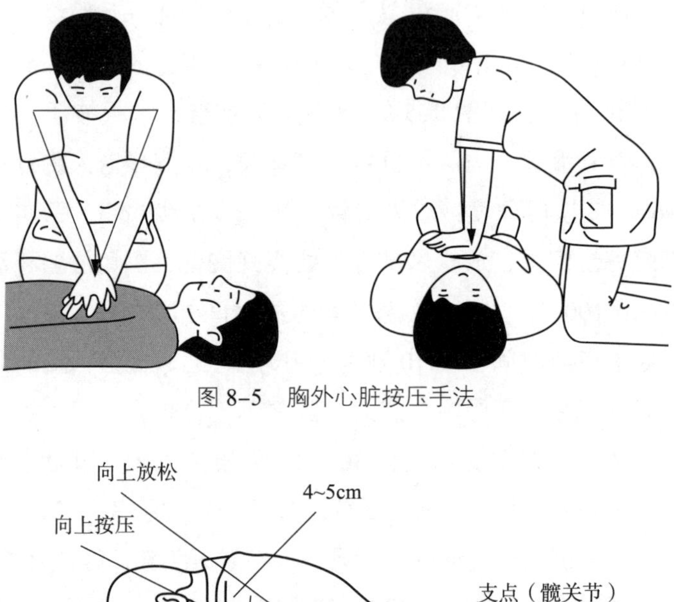

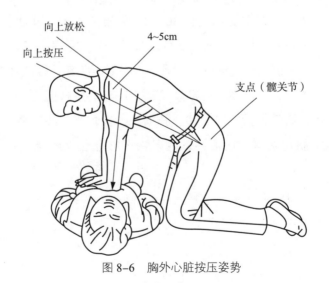

图 8-5 胸外心脏按压手法

向上放松

向上按压

4~5cm

支点（髋关节）

图 8-6 胸外心脏按压姿势

7 开放气道

昏迷老人下颌、舌、颈部肌肉松弛，舌根后坠，在咽部水平堵塞气道。通过开放气道使舌根离开声门，保持呼吸道通畅。开放气道时首先清除口鼻腔异物，如有义齿者将其取下，以防掉入气管，同时检查颈部有无损伤。根据颈部受伤情况选择开放气道的方法。无颈椎损伤的老人可用仰头抬颏法或是仰头抬颈法。怀疑有颈椎损伤者用托下颌法。①仰头抬颏法：急救者用一手置于老人的前额，用力使头向后仰，后仰的程度是老人下颌角与耳垂连线与水平面垂直；另一手食指和中指置于老人的下颏部，向上向前抬起下颏。注意手指不要压迫颈部软组织，以免造成气道梗阻（图8-7）。②仰头抬颈法：急救者一手置于老人的前额，手掌用力向后压使头后仰，另一手掌置于颈后向上抬颈（图8-8）。③托下颌法：此法用于已存在或疑有颈椎损伤的老人。急救者跪在老人头侧，肘部放置在老人头部两侧，双手手指放在老人下颌角，将下颌骨前移，使头后仰（图8-9）。这种操作技术要求高，不建议非专业人员使用。

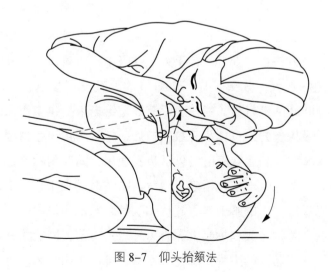

图8-7　仰头抬颏法

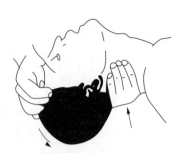

图 8-8　仰头抬颈法

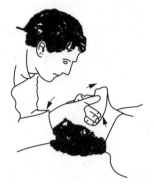

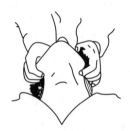

图 8-9　托下颌法

8 人工呼吸

　　人工呼吸方式包括口对口、口对鼻、口对口鼻等。①口对口人工呼吸操作方法：在众多的徒手人工呼吸中，口对口人工呼吸简单易行，潮气量大，效果可靠。口对口的呼吸支持技术，每次可提供 400~600ml 的潮气量，能快速、有效地给老人提供氧需求。口对口人工呼吸操作方法具体为开放气道后，急救者用一手拇指和食指捏住老人鼻翼，防止吹气时气体从鼻孔逸出；同时用嘴唇包住老人的口唇，正常呼吸一次，给老人吹气，吹气时间在 1 秒以上，并用眼睛余光观察老人的胸廓是否起伏。吹气之前不用深呼吸；一次吹气结束后，急救者头稍抬起，嘴唇离开老人口部，同时松开捏闭鼻翼的手指，让老人的胸廓及肺弹性回缩，排出肺内气体，老人自动

完成一次呼气动作。重复上述步骤再吹一次气，连续吹气两次（图
8-10）。②口对口人工呼吸注意事项：人工呼吸时要注意避免过度通
气，过度通气会增加胸廓内压，减少回心血量。另外，过大的通气
量和过快的通气速度会引起咽喉部的压力过高使食道开放，气体进
入胃内，导致胃胀气，甚至可引起呕吐和胃内容物误吸。急救者每
次吹气时只需看到老人胸廓有明显起伏并维持 1 秒，应避免吹气容
积太大及吹气次数太多。

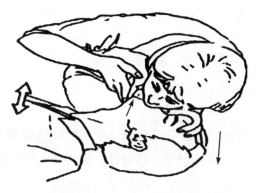

图 8-10　口对口人工呼吸

9 早期除颤

对于心搏骤停的患者，除了立即从胸外按压开始的心肺复苏外，
还应尽早除颤，自动体外除颤仪（AED）是一种便携式的除颤仪，
它可以自动分析并且识别异常心率，内置语音提示，看得懂标识和
听得懂语音提示的公众都可以使用。目前，我国已在公众场所，如
医院、地铁、机场大量投放了 AED 设备，AED 一般放置在存储箱
里。存储箱上都有鲜明的"AED"字样以及相应的红色或绿色标志，
在危急时刻，可以随时拿到。AED 的使用步骤可总结为 1 开、2 贴、
3 连、4 电，具体如下。①打开电源：AED 最上方圆形按钮是电源
按钮。打开电源后，按照 AED 的语音提示进行操作。②贴电极片：

电极片有两个，心尖部电极放置在左腋前线第五肋间外侧，心底部电极放置在胸骨右缘，锁骨下面。电极片安置时应避开皮肤破损处，皮下起搏器等，皮肤有汗应擦干。如果胸毛过多导致电极片不能和皮肤紧密贴合时应去毛。③连接导线：将电极片的插头插入主机版上的插孔。④电击除颤：连接好导线后，AED 自动分析心率，自动充电。充电完成后，AED 上橘黄色带有个闪电符号的除颤按钮会开始不停地闪烁，提示可以除颤。按下除颤健之前，请大家一定注意要提醒所有人离开，不要接触患者，包括操作者，因为除颤就是电击，接触患者可能导致触电。

10 心肺脑复苏的效果判断

在完成 5 个循环人工呼吸和胸外按压操作后或每隔 2 分钟，急救者应检查老人颈动脉搏动、呼吸等。如仍未恢复呼吸、心搏，应重新开始胸外按压，在呼吸、心搏未恢复情况下，不要中断心肺脑复苏。心肺脑复苏有效的标志是：①颈动脉搏动恢复。②自主呼吸恢复。③面色、口唇、皮肤由青紫变红润。④散大的瞳孔变小，对光反射存在。

二、居家老人气道异物梗阻的应对

（一）老年人气道异物梗阻的原因

气道异物梗阻常见于老年人，尤其是某些疾病，如精神病、阿尔茨海默病的老人更易发生，多见于以下情况。

1.饮食不慎：老年人气道异物梗阻多发生在进餐时，因进食过快，尤其在摄入大块的、咀嚼不充分的食物时大笑或说话，容易使食物团块滑入呼吸道。个别老人因咳嗽、吞咽功能差，或不慎将假牙误送入呼吸道。

2. 酗酒：大量饮酒时，由于血液中酒精浓度升高，使咽喉部肌肉松弛而吞咽障碍，食物团块极易滑入呼吸道。

3. 昏迷老人，因舌根坠落，胃内容物和血液等反流入咽部，也可阻塞呼吸道入口处。

4. 企图自杀或患有精神病的老人，故意将异物送入口腔而插进呼吸道。

（二）老年人气道异物梗阻的表现

异物进入气道后老人感到极度不适，会以大拇指和食指抓住自己的脖子，呈"V"字形手势，以示痛苦和求救。具体表现如下。

1 气道不完全梗阻表现

老人表现为咳嗽、喘气或咳嗽微弱无力、呼吸困难、吸气时有高调的喘鸣声、皮肤黏膜苍白或青紫。

2 气道完全梗阻

老人不能说话、不能咳嗽、不能呼吸，皮肤黏膜青紫，如不及时处理，数分钟意识丧失，甚至心搏呼吸骤停，导致死亡。

（三）海姆立克急救法的操作原理

海姆立克（Heimlich）急救法从 1975 年迄今至少救治了 10 万人的生命。海姆立克急救法是抢救紧急气道异物的一种简便、有效的操作方法。操作原理：通过手拳冲击老人的上腹部使膈肌抬高，胸腔压力瞬间增高，肺内残留气体快速冲向大气道，使气道异物排出。

（四）海姆立克急救法的适应证和禁忌证

1 适应证

紧急呼吸道异物梗阻者。

2 禁忌证

肋骨骨折，腹部或胸腔内脏破裂或撕裂者。

（五）海姆立克急救法的操作方法

1 自救法

主要用于神志清楚的老年人突发气道异物梗阻而无他人在场时，具体有以下三种方法。①咳嗽法：老人通过自主咳嗽所产生的气流排出呼吸道异物。②上腹部倾压椅背法：老人上腹部顶住椅背、桌角、铁杆等硬物上，迅猛向前冲击，重复动作，直至异物排出。③腹部手拳冲击法：老人一手握拳，将拇指侧朝向腹部，放于脐上 2 横指，另一手紧握该拳，快速地用力向内、向上做 4~6 次连续冲击。

2 他救法

海姆立克他救法主要适用于突发异物梗阻有他人在场时，主要有以下三种方法。①立位腹部冲击法：适用于意识清楚的老年人。老人取立位，急救者站在老年人背后，使老年人弯腰，头部前倾，以双臂环绕其腰。急救者一手握拳，将拇指侧朝向腹部，放于脐上2横指，另一手紧握该拳将拳头压向老年人腹部，连续4~6次，以造成人工咳嗽，排出异物。每次冲击独立、有力，注意防止胸部和腹内脏器损伤。②卧位腹部冲击法：适用于意识不清的老年人或是抢救者身体矮小，不能环抱清醒者腰部时。将老人置于仰卧位，使头后仰，开放气道。急救者骑跨在老人髋部，以一手的掌根平放在其腹部正中线脐上2横指，另一手直接放在第一只手背上，两手掌根重叠，快速向内向上冲击老人的腹部，连续4~6次，重复此动作，直至异物排出，注意避免损伤肝脾等脏器。③胸部冲击法：适用肥胖的老人。急救者站在老人背后，双臂从老人腋下环绕老人胸部，嘱老人低头张口，急救者一只手握空拳，拳头的拇指侧置于胸骨中部，注意避开剑突和肋骨缘，另一只手握住此拳，两手同时快速向后冲击4~6次。

3 操作注意事项

①尽早识别，及时抢救；②老人清醒、呼吸道部分阻塞且气体交换良好时，鼓励老人咳嗽；③在急救同时应及时呼叫"120"求助，若老人出现心搏呼吸骤停，立即进行心肺复苏；④急救者冲击部位应准确，冲击动作应有力、有效，用力方向正确，否则可能造成老人肝、脾损伤或是骨折；⑤经此手法抢救后的老人，应立即送医院做进一步检查，以确认有无并发症。

三、居家老人跌倒的应对

（一）老年人跌倒的定义

跌倒是指身体的任何部位因失去平衡而意外地触及地面或其他低于平面的物体，老年人跌倒不但影响其身心健康和生活自理能力，还会增加家庭的照护压力。

（二）老年人跌倒的原因

造成老年人跌倒的原因有许多，常常都不是单一原因造成的，具体如下（表8-1）。

表 8-1　跌倒的原因

项目	内容
生理功能	视力障碍、眩晕、记忆力和注意力减退、双下肢虚弱乏力和自控体位能力下降等
既往史	有跌倒史或患高血压、心脑血管病、糖尿病、帕金森病、骨关节病、阿尔茨海默病、体位性低血压、精神疾病等
药物使用	镇静安眠药、降压药、降糖药、抗凝药、抗精神疾病药等
环境因素	地面不平、湿滑，有障碍物，灯光昏暗或刺眼等
其他因素	老年人或照顾者认知不足或无认知，手杖、助行器、轮椅使用不当，着装过于肥大等

（三）老年人跌倒的预防

1. 提供适合老年人居住的生活环境，居室布局合理、安全，无障碍物，避免独居。如家具不要放在老年人经常进出的地方，清除堆积在过道的杂物，地面平整防滑；改善如厕及洗浴条件，卫生间有防滑垫、扶手，装有应急电话，以便跌倒时急救。地面应保持干燥无障碍，擦拭地面时应置警示牌。

2.提醒老年人站立起居时动作要慢、稳，防止直立性低血压。做到慢起、慢站、慢走，即醒后卧床1分钟再坐起、坐起1分钟后再站立、站立1分钟后再行走。有肢体活动不便、感知觉障碍的老年人，应由专人照顾。

3.指导老年人步行时穿舒适的平底鞋，不宜穿拖鞋外出，步行或者走楼梯时，不要戴多焦镜片。指导有需要的老年人正确使用辅助器具。

4.指导老年人适度锻炼，保持健康体魄。以增强平衡功能的有氧运动为主，降低因年老引起的肌肉僵硬，增强身体的柔韧性和平衡能力。

5.对使用药物的老年人，应观察用药后的反应及给予相应的护理措施：使用降压药应观察血压变化；使用降糖药应观察有无低血糖反应；每次使用镇静、安眠药后应立即卧床休息；使用精神类药物时应观察意识和肌力。

6.沐浴时水温应控制在39~41℃，沐浴时间控制在10~20分钟，浴室应放置防滑垫和沐浴椅。

四、居家老人烧伤的应对

（一）烧伤的定义

烧伤泛指由热力（火焰、热液、蒸汽及高温固体）、电能、放射线或化学物质等致伤因子作用于人体而引起的损伤。狭义的烧伤是指由热力所引起的组织损伤。烧伤不仅损伤皮肤，还可累及肌肉、骨骼，严重者出现休克、脓毒症等一系列病理生理变化而危及生命。

（二）老年人烧伤的常见原因

1 生理因素

老年人因神经系统及皮肤组织老化而导致痛温觉减退，若使用热水袋或洗澡时温度和时间不当，一旦感觉皮肤疼痛或者有烧灼感时，往往已经造成了皮肤烫伤。另外，老年人行动不便或者视力减退，日常生活中不小心碰倒水杯或热水瓶等很容易被烧伤。

2 病理因素或治疗不当

①患有糖尿病、脉管炎、心血管疾病的老年人周围神经病变，痛觉减退，沐浴时容易被烫伤。②老年人生病时更倾向于中医治疗，中医拔罐、艾灸、针灸等理疗时，若温度过高或者操作技术不当可造成烧伤。

3 环境因素

老年人黑色素细胞减少，对紫外线等有害射线的抵抗力降低，若在烈日下暴晒很容易被烧伤。

（三）烧伤面积评估

1 手掌法

不论年龄、性别，可以烧伤者自己的1个手掌（五指并拢）面积为1%计算，常用于测定小面积烧伤，也可辅助九分法评估烧伤面积（图8-11）。

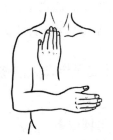

图8-11　手掌法

2 中国新九分法

　　根据我国人体体表面积特点，将全身体表面积划分为 11 个 9%，再加 1%，构成 100%，适用于较大面积烧伤的评算。其中头颈部为 9%（1 个 9%）、双上肢为 18%（2 个 9%）、躯干（包括会阴）为 27%（3 个 9%）、双下肢（包括臀部）为 46%（5 个 9% +1%）（图 8-12，表 8-2）。

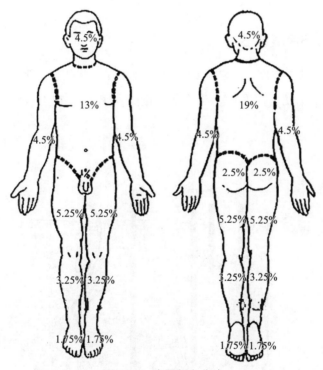

图 8-12　中国新九分法

表 8-2　中国新九分法

部位	成人各部位面积（%）
头颈	9×1=9（发部 3，面部 3，颈部 3）
双上肢	9×2=18（双手 5，双前臂 6，双上臂 7）
躯干	9×3=27（腹侧 13，背侧 13，会阴 1）
双下肢	9×5+1=46（双臀 5，双大腿 21，双小腿 13，双足 7）

注：成年女性双臀和双足各占 6%

（四）烧伤深度评估

目前普遍采用 3 度 4 分法，即Ⅰ度、浅Ⅱ度、深Ⅱ度、Ⅲ度烧伤。Ⅰ度、浅Ⅱ度属浅度烧伤；深Ⅱ度、Ⅲ度属深度烧伤（图 8-13）。烧伤深度的判断见表 8-3。

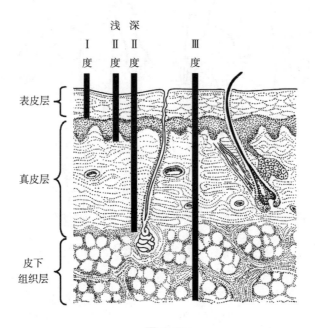

图 8-13

表 8-3　烧伤深度评估

分度	临床表现	愈合过程
Ⅰ度（红斑）	皮肤红斑、干燥、灼痛，无水疱	3~7 日脱屑痊愈
浅Ⅱ度（水疱）	明显红肿、剧痛；大小不一水疱，疱壁薄；创底基底潮红	1~2 周内愈合，无瘢痕，多有色素沉着
深Ⅱ度（水疱）	水疱较小或无水疱；感觉迟钝，拔毛痛；创面基底发白或红白相间，或可见网状栓塞血管	3~4 周可愈合，有瘢痕形成和色素沉着
Ⅲ度（焦痂）	感觉消失、无水疱；创面干燥如皮革，呈蜡白或焦黄色甚至炭化，痂下可见树枝状栓塞血管	3~4 周后，焦痂自然脱落、愈合后留有瘢痕或畸形

（五）烧伤急救处理

烧伤后，指导和协助老年人迅速脱离致伤源，尽快脱离险境。如果有窒息、心搏呼吸骤停、大出血等危急生命的情况，应首先处理。

1　Ⅰ度（红斑）烧伤

立即将伤处浸泡在凉水中或是在水龙头处冲洗——冷却治疗，如有冰块，把冰块敷于伤处效果更佳。冷却治疗有降温、减轻余热损伤、减轻肿胀、止痛、防止起泡等作用。随后可用烫伤膏涂于烫伤处，3~5 天便可自愈，切勿使用酱油、牙膏等涂抹伤处，以免影响病情判断甚至导致感染等不良后果。

2　Ⅱ度（水疱）烧伤

保护水疱，若伤处水疱已破，不可浸泡，以防感染。可用无菌纱布或干净手帕包裹冰块，冷敷伤处周围，立即就医。

3 Ⅲ度（焦痂）烧伤

立即用清洁的被单或衣服简单包扎，避免污染和再次损伤，创面不要涂擦药物，保持清洁，立即报告，迅速就医。如发现老人出现面色苍白、意识不清甚至昏迷等休克的表现，及时拨打急救电话。

上述操作可总结为五字诀，冲、脱、泡、盖、送。冲是指用流动的冷水、自来水轻轻冲洗伤处30分钟左右，或把烫伤部位置于洁净的冷水中浸泡30分钟以上，水温5~20℃为宜。脱为边冲边轻柔地脱掉烫伤处的衣物，泡指将烫伤处继续浸泡在冷水中15分钟，减轻疼痛。盖指用无菌敷料或清洁布类（干净的衣物、毛巾、布单）覆盖创面，避免创面再污染和损伤。送为全面评估烫伤的严重程度，特殊部位（生殖器、会阴部）、Ⅱ度及以上烫伤都应该尽快送医院治疗。

（六）老年人烧伤预防

1. 不可让行动不便的老年人自己倒开水。老年人饮开水、食用热食或热汤时，照护人员应告知老年人，待温热再食用。

2. 老年人自己洗浴或为老年人擦浴、洗漱前，必须先调试好水的温度（40℃左右）后再使用，不可直接用在老年人身上。

3. 必要时，提供安全的保暖工具，切忌使用热源直接接触皮肤保暖。使用热水袋时，注意温度不宜过高，一般情况下50℃为宜，热水袋外要包裹一层毛巾，避免直接接触皮肤。老年人使用热源取暖时，照护人员要记录并作为交接班内容。

4. 老年人应谨慎使用中药敷贴、拔火罐等，容易引起皮肤灼伤，照护人员要经常为其调换位置，密切观察皮肤变化。

温馨提示

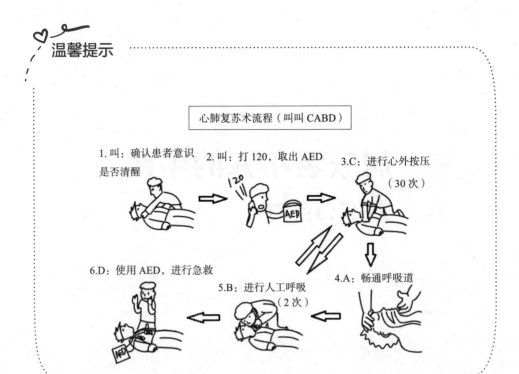

心肺复苏术流程（叫叫 CABD）

1.叫：确认患者意识
是否清醒

2.叫：打 120，取出 AED

3.C：进行心外按压
（30 次）

4.A：畅通呼吸道

5.B：进行人工呼吸
（2 次）

6.D：使用 AED，进行急救

（车小雯）

第九章 | 居家老年人的中医养生指导

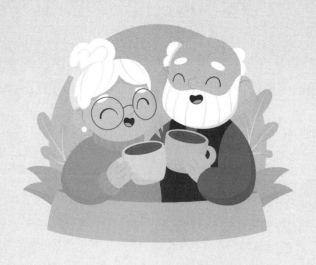

一、居家老年人的食疗养生

（一）老年人食养的作用

1 延缓衰老

　　中医在应用饮食调理预防衰老方面有多种方法，如辨证用膳，根据体质不同食用不同性质食物，对重要脏腑功能的调理等。中医经典理论认为，肺、脾、肾三脏的实质性亏损以及其功能的衰退，会导致各种老年性疾病的提前出现，如肺虚或肺肾两虚所致的咳喘，脾虚或脾肺两虚所致的气短、消化不良、营养障碍，肾虚所致的腰酸腿软、小便失常、水肿、牙齿松动、须发早白或脱落等都是未老先衰的征象。因此，在中医饮食调养中特别强调，维持这三种脏器功能的正常，来达到预防衰老的目的。

2 延年益寿

　　中医传统理论认为"精生于先天，而养于后天，精藏于肾而养于五脏，精气足则肾气盛，肾气充则体健神旺"，肾脏功能的正常是延年益寿的关键。因此，在选择食物种类时，应注意选用具有补精益气、滋肾强身作用的食物来达到延年益寿的目的。例如，松子是重要的中药，久食健身心，溢润皮肤，延年益寿，同时有很高的食疗价值；花粉是花的雄性器官，通俗地说就是植物的精子，是植物生命的精华所在，常吃花粉有助延年益寿；长寿老人喜欢小米，小米养人，熬米粥时的米油胜过人参汤。

（二）老年人的食疗原则

1 明确食物的性味与功效

　　历代中医食疗书籍所载的食物性质很多，如大热、热、大温、温、微温、平、凉、微寒、大寒等，中医所称的"四性"或"四气"，即指食物所具有的寒、热、温、凉四种不同的性质。其中，温热与寒凉属于两类不同的性质。热与温有其共性，但在程度上有所不同，温次于热，凉次于寒。还有一类食物，寒热性质都不太明显，作用比较和缓，则归于平性食物。概括起来，可以把食物分为寒凉、温热、平性三类。饮食调护必须根据老年人的体质、疾病的性质，选择不同性味的食物进行配膳，做到寒热相宜，五味调和。老年人气血不足，阴阳渐衰，身体各器官功能减弱，所以应食用温热之品保护脾肾，勿食或少食生冷，以免损伤脾胃，但不宜温热过甚，以"热不炙唇，冷不振齿"为宜。从四性的角度来看，老年人应多食温性与平性、有补益作用的食物（黑芝麻、核桃等），慎用过于寒凉、热性及难消化的食物。

　　确定食物"性"是从食物作用于机体所发生的反应中概括出来的，与食物的食用效果是一致的。具有寒、凉性质的食物，食后能起到清热泻火、凉血解毒、平肝安神、通利二便等作用。主要适用于热性病证，临床表现为发热、面红目赤、口渴心烦、小便黄赤、舌苔黄燥、大便秘结、脉数或沉实有力等。此类食物也是阳热亢盛、肝火偏旺者首选的保健膳食。凡属热性或温性的食物，食后可起到温中散寒、助阳益气、通经活血等作用，适用于寒性病证，临床表现为喜暖怕冷、手脚冰冷、口不渴、小便清长、大便稀薄等。此类食物是冬季御寒的保健食品。平性食物性味平和，既没有寒凉之偏性，又没有温热之偏性，具有补益、和中的功效，应用较为广泛。常见食物习性归类见表 9-1。

表 9-1　食物四性分类

食物四性	性味	功效	适应证	食物举例
寒性食物	苦寒、甘寒	清热、泻火、解毒	实热证	苦瓜、冬瓜、马齿苋、茭白、芦笋、海带、紫菜、蛤蜊、蟹、藕、柚、甘蔗、香蕉、西瓜、荞麦
凉性食物	甘凉	清热、养阴	虚热证	芹菜、丝瓜、黄瓜、茄子、萝卜、荸荠、莴苣、麻油、鸭蛋、兔肉、枇杷、草莓、柠檬、苹果、粟米、大麦
温性食物	甘温	温中、补气、散寒	虚寒证或实寒轻证	大蒜、大葱、韭菜、对虾、鳝鱼、鸡肉、鹿肉、狗肉、红糖、石榴、荔枝、桃、杏、樱桃、糯米、高粱
热性食物	辛温、辛热	温中散寒、助阳	阴寒内盛的实寒证	辣椒、桂皮、胡椒、生姜等香料

2 注意饮食宜忌

在饮食调摄过程中应注意饮食宜忌，另外，在服药时应该格外注意饮食禁忌。古代文献中有服用某些中药时忌食生冷、辛辣、肉等，饮食宜清淡、易消化。感冒发热时，滋补食物往往不利于外邪排出体外；胃肠有积滞者更宜清淡，不能给予油腻食物，否则会加重胃肠负担，不利于药物作用的发挥。还有螃蟹忌柿、荆芥，人参忌萝卜、茶叶等记载，其中不少内容得到现代药物学研究证实，但也有部分内容需要深入研究论证。

3 明确饮食调配原则

平衡膳食对于老年人来说尤为重要，饮食失衡可导致老年人发生病理改变，加速衰老的进程。老年人的日常饮食应满足低热量、低脂肪、低糖、充足的蛋白质和维生素，以及适当的无机盐的饮食结构。饮食应多样化，粗细搭配，多种食物混合和交替食用，可使各种饮食中营养成分彼此取长补短、相互补充，从而满足机体各种需要。同时，因老年人咀嚼功能减退，应注意在食物加工时做到精细烹调，使食物柔软、松脆，易于咀嚼消化。

4 建立合理的膳食规律

老年人时间充裕，不受工作时间的限制，较容易建立合理的生活规律和膳食规律。依据自身体质、活动量、热量消耗的多少等具体情况，按照"早餐好、午餐饱、晚餐少"的原则进食，宜少而精、少而多餐，切忌贪味伤食、饮食偏嗜。

5 饮食宜多清淡少肥甘

常食清淡而富含营养的食品，不嗜好肥甘厚味，是老年人非常重要的饮食习惯。老年人在饮食上忌大肉大荤，尤其要限制富含高胆固醇之动物内脏、蛋黄等，多食可造成肥胖、高脂血症，同时也是高血压、冠心病、糖尿病等的诱发因素。宜多食各种蔬菜与水果，以素食为主，并适当食用鱼类和乳类食品，以摄取优质蛋白质和多种维生素、纤维素等。过甜食物易引起胃肠胀气，过咸食物易引起口干，患有糖尿病、高血压的老年人尤应注意。

（三）常用食疗方

1 金沙玉米粥

（1）原料　玉米粒 100g，糯米 50g，红糖 50g。

（2）制作方法　糯米和玉米粒分别洗净，放入清水中浸泡 2 个小时，捞出备用；锅中加适量清水，倒入泡好的玉米粒和糯米，开中火熬煮成粥；将红糖放入锅中，继续煮 5 分钟即可。趁热食用。

（3）食疗功效　糯米性温味甘，归脾、胃、肺经，具有补中益气、健脾养胃、止虚汗的功效，长期食用玉米可以调中开胃、益肺宁心、延缓衰老。金沙玉米粥可以帮助气虚体质的人健脾养胃，长期食用会使气虚体质会有所改善。老人、儿童、体质虚弱者等胃肠消化功能障碍者最宜食用；糖尿病、肥胖、高脂血症、肾脏病患者尽量少吃或不吃。

2 双仁粥（《饮膳正要》）

（1）原料　酸枣仁 10g，柏子仁 1g，大枣 1g，粳米 100g，红糖适量。

（2）制作方法　先煎酸枣仁、柏子仁、红枣，取汁去渣，同粳米煮粥，粥成调入红糖稍煮即可。每日 1~2 次，空腹温热食。

（3）食疗功效　酸枣仁入肝、胆、心经。主治补肝、宁心、敛汗、生津。酸枣仁在安神、失眠领域有其独到的见解，且疗效显著，被美称为"东方睡果"。柏子仁为较常用的中药。始载于《神农本草经》，列为上品，中医认为，柏子仁性平、味甘，入心、脾经，具有宁心安神、润肠通便、止汗的功效，主治惊悸失眠、健忘、体虚多汗、遗精、便秘等症。红枣，又名大枣，属于药食同源之品，自古以来就被列为"五果"（桃、李、梅、杏、枣）之一，历史悠久，具有很好的补血补气、养肝排毒、补血养颜的功效，对身体有很好的补益作用。

将酸枣仁、柏子仁、红枣等食物和粳米一起熬煮成粥食用，可以起到很好的健脾益气、补血养心的功效，具有很好的补益效果。

3 蜂蜜决明膏(《食物本草》)

（1）原料　生决明子 10~30g，蜂蜜适量。

（2）制作方法　将决明子捣碎，加水 200~300ml，煎煮 5 分钟；冲入蜂蜜，搅匀后代茶饮。

（3）食疗功效　决明子上清肝火、下润大肠，蜂蜜善润肠通便、滋养和中，两药合用，润燥清热、泄热通便、滋养和中，其作用平和，可用于老人、产妇津液不足、肠道失润所致的便秘。

4 五汁饮(《千金要方》)

（1）原料　鲜芦根汁 30g、荸荠汁 30g、麦门冬汁 30g、梨汁 30g、藕汁 30g。

（2）制作方法　将鲜芦根和麦门冬洗净，压汁去渣；荸荠、梨、藕洗净，分别去皮，榨汁。再将上述汁液混合均匀，不拘量，冷饮或温饮。每日 5 次，10 天为一个疗程。

（3）食疗功效　芦根、荸荠有清热生津、除烦、止呕、利尿的功效，麦门冬、梨有养阴润肺、清心除烦、益胃生津的功效，五汁饮有清肺止渴、生津润燥的功效，适用于糖尿病患者肺热津伤之证，表现为口渴多饮、口干舌燥、尿频量多、烦热多汗、舌边尖红。脾虚便溏者忌服。

5 黄芪童子鸡

（1）原料　黄芪50g，童子鸡1只，香菇3~5个，天目山笋干3~5条、红枣、生姜、辣椒、枸杞子、大茴、食盐各适量。

（2）制作方法　将鸡去毛及内脏后洗净，把黄芪用纱布包扎好塞进鸡腹内，然后加入3~5粒红枣、数片生姜，再将鸡腹用线重新缝好，另外放入香菇、天目山笋干、辣椒、大茴，然后放在盛有适量清水的炖锅中，用大火烧开后转小火慢炖，最后放入10g枸杞子和适量的食盐，一般待鸡肉酥烂即可食用。喝汤吃肉佐餐食用。

（3）食疗功效　黄芪味甘，性微温，归脾、肺经，为补脾肺气之要药，能够很好地益气健脾、补肺固表；童子鸡性平、温、味甘，入脾、胃经，能够温中补气、健脾胃，同时鸡肉蛋白质的含量比例较高，种类多，消化率高，很容易被人体吸收利用。黄芪童子鸡一般人群均可食用，老人、体弱者更宜食用。主要适用于平素语音低弱，气短懒言，容易疲乏，精神不振，易出汗，舌淡红，脉弱者。治宜补气健脾，因此气虚的人在饮食上要注意多吃益气健脾、补脾肺肾的食物，如山药、黄豆、白扁豆、鸡肉、香菇、大枣、蜂蜜等，少吃具有耗气作用的食物，如空心菜、生萝卜等。感冒发热、内火偏旺、痰湿偏重、肥胖症、热毒疔肿、高血压、血脂偏高者忌食；患有胆囊炎、胆石症的人忌食；痛风症患者不宜喝鸡汤。

6 一品山药饼（《中华临床药膳食疗学》）

（1）原料　山药500g，面粉150g，胡桃仁、什锦果料、蜂蜜、猪油、水生粉各适量。

（2）制作方法　将山药去皮蒸熟，加面粉揉合，做成圆饼状，摆上胡桃仁、什锦果料，上屉蒸20分钟。蜂蜜、猪油加热，用水淀粉勾芡，再浇在圆饼上即成。可作点心服食，连服 3~4 周。

（3）食疗功效　滋阴补肾，用于肝肾阴虚型糖尿病。山药，味甘，性平，归脾、肺、肾经，补脾养胃、生津益肺、补肾涩精，用于脾虚食少、久泻不止、肺虚喘咳、肾虚遗精、带下、尿频、虚热消渴者。胡桃仁，又名胡桃仁、胡桃肉，性味甘，温，归肾、肺、大肠经，补肾、温肺、润肠，用于腰膝酸软、阳痿遗精、虚寒喘嗽、大便秘结者。蜂蜜，被誉为大自然中最完美的营养食品，古希腊人把蜜看作是天赐的礼物。中国从古代就开始人工养蜂采蜜，蜂蜜既是良药，又是上等饮料，可延年益寿，还可用于美容的保健品。

二、居家老年人的常用中医护理技术

（一）穴位按摩法

1 操作方法

老年人皮肤弹性差，体质弱，常用较为温和的摩法。摩法是用手指指面或手掌掌面附着在体表的穴或部位上，以腕关节连同前臂做有节律的环旋抚摩运动。用手指指面操作的，称指摩法；用手掌掌面操作的，称掌摩法。操作时肘关节自然屈曲，腕部放松，指掌自然伸直，动作缓和而协调，仅在皮肤上做有节律的环旋抚摩活动，而不带动皮下组织。频率为每分钟 120 次左右。适用于全身各部，常用于胸腹、胁肋及颜面部。

2 注意事项

（1）为减少阻力或提高疗效，实施者手上可蘸水、滑石粉、液状石蜡、酒等润肤介质。

（2）在腰、腹部按摩前，应嘱老年人先排尿。

（3）手法应熟练，并要求柔和、有力、持久、均匀，运力能达组织深部，禁用暴力和相反力，以防组织损伤。一般每次 15~20 分钟。

（4）操作前，实施者应修剪指甲，避免损伤老年人。

3 穴位按摩治疗老年人腹胀

很多老年人会出现腹胀的症状，这正是由于长期的不良饮食习惯造成的。老年人因为年龄增长，新陈代谢减慢，身体抵抗力变弱。并且因食道、胃等器官的老化，消化功能减弱。此时如饮食不当，很容易导致腹胀。穴位按摩通过刺激相关穴位可达到健脾和胃、消积导滞的目的。

老年人取仰卧位，实施者将手指或手掌表面附着在体表的腧穴或部位上进行有节律的环旋抚摸运动。实施者在腹部沿升结肠、横结肠、降结肠顺序（顺时针）按摩 3 分钟，并在腹部做环形按摩 3 分钟，按中脘、天枢及双侧足三里穴约 3 分钟。（图 9-1 至图 9-3）

老年人取俯卧位，按两侧脾俞、胃俞、大肠俞穴，用掌推法沿腰际两侧轻轻操作 2 分钟。（图 9-4）

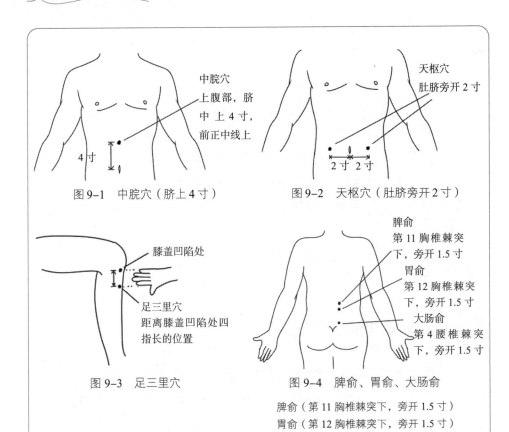

图 9-1　中脘穴（脐上 4 寸）

图 9-2　天枢穴（肚脐旁开 2 寸）

图 9-3　足三里穴

图 9-4　脾俞、胃俞、大肠俞

脾俞（第 11 胸椎棘突下，旁开 1.5 寸）
胃俞（第 12 胸椎棘突下，旁开 1.5 寸）
大肠俞（第 4 腰椎棘突下，旁开 1.5 寸）

（二）灸法

1 操作方法

　　施灸时将艾条的一端点燃，对准施灸部位的腧穴或患处，距离皮肤 2~3cm 进行烧灼熏烤，使老年人局部皮肤有温热感而无灼痛为宜。一般每穴或患处施灸 10~15 分钟，至局部皮肤出现红晕为度。对于局部知觉减退者或昏厥者，操作者要将食、中两指分开后置于施灸部位两侧。通过操作者的手指来测量老年人局部受热的温度，以利随时调节施灸的距离，掌握施灸的时间，防止烫伤。

2 注意事项

（1）灸时应防止艾火脱落，烧伤皮肤或点燃衣服被褥。

（2）施灸顺序，临床上一般是先灸上部，后灸下部；先腰背部，后胸腹部；先头身，后四肢。

（3）灸后局部出现微红灼热属正常现象，无须处理，如局部出现水疱，小者可任其自然吸收，大者可用消毒针挑破，放出水液，涂以甲紫，以消毒纱布包敷。

3 艾灸缓解老年人腰腿疼痛

老年人易患风湿性疾病、腰腿痛、关节炎，一到阴雨天气就疼痛难忍，这些多由寒湿引起。艾灸所用艾叶乃纯阳之物，可借火的热力和药物的作用，通过刺激经络腧穴，达到温经通络、行气活血、散寒祛湿的作用。

因寒湿重而腰腿疼痛的老年人，可通过艾灸中脘、神阙、关元、命门、足三里、大椎和阿是穴（疼痛的部位），提正气，补气血（图9-5至图9-7）

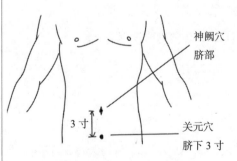

图 9-5　神阙穴和关元穴
神阙穴（脐部），关元穴（脐下 3 寸）

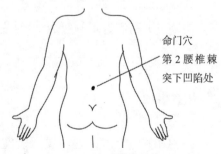

图 9-6　命门穴（第 2 腰椎棘突下凹陷处）

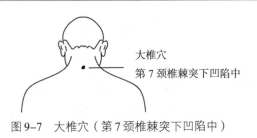

大椎穴
第7颈椎棘突下凹陷中

图9-7　大椎穴（第7颈椎棘突下凹陷中）

（三）刮痧法

1 操作方法

（1）充分暴露刮治部位，并做适当清洁。

（2）施术者手持刮具，蘸取植物油或清水，在选定的部位，从上至下、由内向外朝单一方向反复刮动，用力轻重以老年人能耐受为度。刮动数次后，感觉涩滞时，需蘸植物油再刮，一般刮10~20次，以出现紫红色斑点或斑块为度。

（3）一般要求先刮颈项部，再刮脊椎两侧部，然后再刮胸部及四肢部位。刮背时，应向脊柱两侧，沿肋间隙呈弧线由内向外刮，每次8~10条，每条长6~15cm。

（4）如果有出血性疾病，如血小板减小症者，任何部位都不能刮痧。如果有神经衰弱，最好选择在白天进行头部刮痧。

（5）刮痧时间一般20分钟左右，或以老人能耐受为度。

2 注意事项

（1）治疗时，室内要保持空气流通、如天气转凉或天冷时应用本疗法要注意避免感受风寒。用力应均匀，力度适中；对不出痧或出痧少的部位不可强求出痧，禁用暴力。

（3）刮痧过程中要随时观察病情变化，如老人出现面色苍白、出冷汗等，应立即停刮。

（4）形体过于消瘦、有皮肤病变、有出血倾向者不宜用刮痧疗法；五官孔窍以及孕妇的腹部腰骶部禁刮。

（5）刮痧后应保持情绪稳定，避免发怒、烦躁、焦虑情绪等不良刺激；禁食生冷、油腻之品。

（6）使用过的刮具，应清洁消毒处理后备用（注：牛角刮痧板禁用水泡）。

（7）刮痧间隔时间一般为3~6天，或以痧痕消退为准，3~5次为一个疗程。

3 刮痧缓解老年人暑湿感冒

暑湿感冒，季节性强，热象突出，是四季感冒中症状较重的一种类型，表现为头重身困、脘腹胀满、恶心、纳少、发热与怕冷并见。老年人脾气虚弱，更易受暑湿侵袭。

外感暑湿见发热伴头身疼痛者，可用刮痧法，取脊背两侧、颈部、胸肋间隙、肩、肘窝、腋窝等部位，刮痧用力均匀，至出现紫色出血点为止。

三、老年人的起居保健

健康十六宜：面宜多擦，发宜多梳，目宜常运，耳宜常凝，齿宜常叩，口宜常闭，津宜常咽，气宜常提，心宜常静，神宜常存，背宜常暖，腹宜常摩，胸宜常护，囊宜常裹，言语宜常简默，皮肤宜常干沐。——明代高寿至

150 岁的养生专家冷谦，在《修龄要旨》中记载的有关起居调摄健身的十六种方法。

（一）颜面养护

中医认为，心主血脉，其华在面，全身气血皆上注于面，因此，头面部的血脉极其丰富。面部与脏腑经络的关系较为密切，心气旺盛，血脉充盈，则面部红润，有光泽。同样，面部的变化也可反映出脏气血的盛衰和病变。因此，重视面部保健是非常必要的。

古人是非常重视用按摩的方法来美容的，历代养生家多强调"面宜多擦"。按摩面部，又称浴面，能激发阳气。方法为两手搓热后，用手掌擦面部十数次。或用双手轻擦或拍打面部，每次 1~2 分钟，每日 2~3 次。因经络系统中足三阳经都起于头面部，擦面可疏通经络，并有面部美容作用。每天清晨，将两手搓热，以中指沿鼻部两侧自下而上，带动其他手指，搓到额部向两侧分开，经两颊而下，像洗脸一样，搓 10 余次。能使面色红润，少生皱纹，防止面部神经麻痹。

（二）目宜常运

"目宜常运"由来已久，早在《庄子·外物》中就有按摩两眼角方法的记载。肾、肝、心、肺、脾之精气，均于眼睛密切相关。"运目"能促使眼部精、气、血充盈，津液滋生，神水充足，眼球得以濡润，从而起到消除"内障""外翳"以及预防视疲劳和推迟老花眼等作用，而不易发生眼疾。运目"益智"，《灵枢·大惑论》曰："目者，心使也"，古人所指的"心"，实际包含了人的大脑思维活动。就是说，运目还有宁心、安神，促使大脑清晰，精力充沛的效果。以下为几种常用运目法。

1 松眼

静坐闭目，深呼气 3 次，吐出浊气。吸气时心中默念"静"字，呼气时心中默念"松"字，同时意念想象眼部的肌肉逐渐放松。5 分钟后，两手自然下垂于身侧，睁开双眼。经过一段时间的练功，眼睛可有胀、热的感觉，这是肌肉松弛和气血充盈的表现。

2 转睛

静坐后，双目闭上 5~8 秒，然后睁开双眼，向上看 3~5 秒，再向下看 3~5 秒，再使眼球向左旋转 10 次，然后向前注视 3~5 秒，再向右旋转 10 次，前视 3~5 秒。最后用双掌搓擦两颊及额部 30 秒。每日可做 2 次。有强光干扰时可加用两手掌遮于目外，或轻闭双眼转睛。

3 熨目

静坐站立均可。先用两手相对摩擦发热，用掌心热熨两目。反复擦熨数次，再把眼球左右旋转（运目）各 100 转，最后用两手掌搓擦两颊及额部 1~2 分钟。每天坚持做 2 次。

4 眨眼

静坐挺胸，双眼紧闭一会儿，再快速睁开，利用"一开一闭"的眨眼来振奋、维护眼肌。如此反复操作，可促进眼内血液循环，解除眼肌疲乏，益眼醒神。

5 远眺

看得越远越好。也可由近处逐步远看，停片刻后，再把视线由远处逐步移近。夜晚星星高挂时，可以定视或追视远方的明星，持续数分钟。

此法对于有眼花、眼疾的中老年人十分合适，常用能年老目明、事物清晰。

（三）咽津叩齿养生

1 漱津咽唾法

唾液在中医上叫作"津液"，从养生角度来说叫作"金津玉液"。自古就有"津液乃人之精气所化"的记载，认为经常吞咽唾液可以濡润孔窍、和脾健胃、滋养五脏、滑利关节、补益脑髓，达到延年益寿的作用。在中医养生保健十法中就有咽津一法。

漱津咽唾，古称"胎食"，是古代非常倡导的一种强身方法。现代医家加以调整后整理出咽津五法，更适合现代人，具体方法如下。

（1）起卧咽津法　睡觉前或起床后，用舌尖顶腭，紧闭牙关，稍作休息，等唾液满口时，低头缓慢咽下。

（2）深呼吸咽津法　舌顶上腭，仰卧于床，做腹部深呼吸，等津液满口时，慢咽腹中。

（3）入静咽津法　排除杂念，静坐不语，心清如镜，念及丹田，舌顶上腭，牙关紧闭，等津液满口时缓慢咽下。

（4）漱口咽津法　用舌在口中上下左右搅动，等唾液多时，用其漱口后，徐徐咽下。

（5）无规则咽津法　无论工作、行走时都可以咽津，没有定规，只是不要津液满口时下意识下咽，而要入丹田而缓咽。

漱津咽唾歌诀：

一咽二咽，气入丹田；

三咽四咽，云蒸露甘；

五咽六咽，内景充实；

七咽八咽，肾水上升，心火下降；

九咽加一咽，真气充实，气通三关；

常年锻炼，寿可百年。

2 叩齿法

晋代葛洪在《抱朴子》中指出："清晨叩齿三百过者，永不动摇。"自古以来，很多长寿者都重视和受益于叩齿保健，尤其清晨叩齿意义更大。坚持叩齿可以坚固牙齿，增强咀嚼力，刺激唾液分泌，促进消化。

叩齿的具体方法是：摒除杂念，全身放松，口唇轻闭，然后上下牙齿相互轻轻叩击，先叩臼齿 50 下，次叩门牙 50 下，再错牙叩犬齿部位 50 下。每日早晚各叩一次。叩齿时所有的牙都要接触，用力不可过大，防止咬伤舌头。

叩击结束，要辅以"赤龙搅天池"，即叩击后，用舌在腔内贴着上下牙床、牙面搅动，用力要柔和自然，先上后下，先内后外，搅动 36 次，可按摩齿龈，改善局部血液循环，加速牙龈部的营养血供。

（四）耳宜常弹

中医学认为，肾开窍于耳。耳的功能与五脏皆有关系，而与肾的关系尤为密切。肾精及肾气充盈，髓海得养，听觉才敏锐；反之，则出现听力减退，或见耳鸣，甚则耳聋。

弹耳方法如下。

1 按压

用双掌心分别按住双耳（包括外耳道口），紧压 6 秒后急放手，以产生轻度弹响声，反复做 6 次。

2 外弹

右手四手指经前方将左耳前扣，手指两个一组分开（中指和无名指留有空隙），然后用左手中指或食指尖轻弹 36 次；相反，左手对应右耳亦是如此。

3 内弹

一手心对准同侧耳孔，四指自然置于后脑勺，食指尽量抬高然后放下，有节奏感弹后脑勺，每弹一下，耳朵就会跟着响一下，两侧各弹 36 次。

4 按揉

两手心对准耳孔同时向内揉 36 次，同时向外揉 36 次，揉时会有嗡嗡响声。

5 提耳

用两手中指与食指夹住耳朵轻轻向上提拉，提一次松一次，每侧 36 次。

♡ 温馨提示

中医养生强调天人相应，人生于天地之间，人的生命活动必须适应天地万物的变化规律，才能辟邪防病、益寿延年。人依赖大自然而生存，自然界的各种变化会影响人体，有些疾病属于季节性多发病，需要根据季节特点提前防护。

春季多温病

夏季多暑热

秋季多疟疾

冬季多咳喘

（赵菁菁）